EDITION SIRIUS

Ramona Heister (Hg.)

Aktive Gesundheits- und Lebenspflege

TCM – QiGong

Beiträge zum 1. Weilburger Gesundheitsforum 2004

EDITION SIRIUS

Bielefeld und Locarno
2005

Abbildung auf dem Umschlag:
Das chinesische Schriftzeichen für YangSheng „Lebenspflege".
Kalligraphie von Prof. Cui Zhihua (1922-2003).

Bibliographische Information Der Deutschen Bibliothek

Die Deutsche Bibliothek verzeichnet diese Publikation in der Deutschen Nationalbibliographie; detaillierte bibliographische Daten sind im Internet über http://dnb.ddb.de abrufbar.

im AISTHESIS VERLAG
Postfach 10 04 27, D-33504 Bielefeld
Casella Postale 362, CH-6600 Locarno
Satz: Germano Wallmann, info@geisterwort.de
Druck: DIP Digital Print, Witten

ISBN 3-89528-530-7
www.edition-sirius.de
www.aisthesis.de

Inhalt

Vorwort

„Lebenspflege" erscheint uns im Deutschen zunächst als eine eher ungewohnte Wortkombination. Allerdings haben Begriffe wie Prävention und Gesundheitsförderung spätestens seit der Gesundheitsreform 2004 eine deutlich größere Beachtung gefunden.

Gesundheit wird in Deutschland meist als „Abwesenheit von Krankheit" verstanden, und häufig erfährt das Thema Gesundheit erst dann verstärkte Aufmerksamkeit, wenn sie abhanden gekommen ist. In anderen Kulturen, z.B. in Asien, werden mit dem Begriff Gesundheit häufiger positive Aspekte assoziiert, etwa Körper, Ernährung und Stärke.

Es gibt zwar schon seit einiger Zeit regelmäßig stattfindende Veranstaltungen zum Fachgebiet der Traditionellen Chinesischen Medizin (TCM), allerdings wenden sich diese in der Regel nur an ein Fachpublikum mit dem Zweck der Fort- oder Weiterbildung oder sie dienen dem Erfahrungsaustausch von Experten. Es fehlt an Veranstaltungen für interessierte Laien, für Patienten oder auch für Fachgruppen aus dem Gesundheitswesen, die sich noch nicht intensiver mit der TCM und ihren philosophisch-weltanschaulichen Grundlagen beschäftigt haben.

Erklärtes Ziel des 1. Weilburger Gesundheitsforums im Jahr 2004 war es, diese Lücke zu schließen. Dies wurde nicht zuletzt ermöglicht durch die kompetente Unterstützung durch das *Internationale Laoshan Zentrum für Traditionelle Chinesische Medizin und Lebenspflege*, das es sich zur Aufgabe gemacht hat, durch Vorträge, Kurse und Literatur über die gesundheitsfördernden Wirkungen der Lebenspflege nach den Grundsätzen der Traditionellen Chinesischen Medizin aufzuklären.

Fachlich ausgewiesene und erfahrene Referenten informierten auf eine auch für interessierte Laien verständliche Weise über unterschiedliche Aspekte der TCM, u.a. über QiGong und eine an den Lehren der Chinesischen Medizin orientierte ausgewogene Ernährung. „Lebenspflege" wurde vermittelt als traditionelle ganzheitliche Pflege und Förderung der Gesundheit, die möglichst in das tägliche Leben integriert werden sollte.

Als ein sehr offener und hilfsbereiter Partner bei Planung und Durchführung der Veranstaltung hat sich die Stadt Weilburg erwiesen. Durch ihre bereits seit Jahren bestehenden Kontakte nach China war die Stadt ein idealer Ort für einen deutsch-chinesischen Kulturaustausch mit gesundheitsorientiertem Schwerpunkt. Am Rande des Weilburger Gesundheitsforums wurde in festlichem Rahmen der Verband zur Gesundheitsförderung der Provinz Shandong gegründet. Eigens dazu war eine größere Delegation aus China nach Weilburg gereist.

Der vorliegende Band enthält die Vorträge, die während des Gesundheitsforums gehalten wurden und berichtet über einige der Workshops, die den Teilnehmern angeboten wurden. Die ursprüngliche Vortragsform wurde so weit wie möglich beibehalten, um die Individualität der Referenten möglichst authentisch zum Ausdruck zu bringen. Die Beiträge dienen der Nachbereitung und Vertiefung des Gesundheitsforums und ermöglichen zudem allen Interessierten informative Einblicke in Grundlagen und Praktiken der TCM.

Die Beiträge von Prof. Sui Qingbo und Arthur G. Sutsch führen in die historischen und philosophischen Hintergründe der TCM ein. Sie schlagen den Bogen von der Jahrtausende alten chinesischen Kultur des berühmten gelben Kaisers bis zum 21. Jahrhundert und schließen mit einem Ausblick auf neue Konzepte der Ganzheitlichkeit.

Dr. Elke Kistner und Dr. Julia Kleinhenz geben in ihren Beiträgen erste konkrete Einblicke in Grundlagen der TCM. Dr. Kistner erläutert das neben der Yin/Yang-Lehre fundamentale Konzept der 5-Elemente-Lehre. Dr. Kleinhenz zeigt, wie Erkenntnisse der chinesischen Medizin völlig unkompliziert in den Alltag überführt werden können, nämlich in Form bewusster und gesunder Ernährung.

Wie gesundheitsfördernd und -erhaltend Bewegung, z.B. QiGong-Übungen, auf das ganzheitliche Befinden des Menschen wirken kann, verdeutlichen die Ausführungen von Lena Du Hong.

Aus der medizinischen Praxis berichten Dr. Christel Bugert, Prof. Liu Jin und Dr. Hans Lampe. Sie thematisieren häufige Krankheits- und Beschwerdebilder wie Rückenschmerz, Reizdarmsyndrom, Depressionen und Schlafstörungen und schildern ihre Erfahrungen u.a. bei der Kombination von TCM und Schulmedizin in der Tumorbehandlung.

Dr. Manfred Nelting informiert aus der psychosomatischen Praxis und über den therapeutischen Einsatz von QiGong und Körperarbeit in der von ihm geleiteten Klinik.

Harald Hasenöhrl stellt die Wirkung des medizinischen QiGong vor, und Marianne Wegener ergänzt diese Darstellung mit Übungen, die auch im Liegen ausgeführt werden können.

Im abschließenden Beitrag stellt Prof. Bai Rong das von ihm entwickelte, in China immer beliebtere, in Europa aber noch gänzlich unbekannte TaiJi-Ballspiel und seine gesundheitsförderne Wirkung vor.

Natürlich kann ein schmaler Band wie dieser nicht alle Aspekte der „Lebenspflege" behandeln. Deshalb sollen weitere Veranstaltungen und Publikationen zum Themenkreis folgen. Die allen Beiträgern gemeinsame Grundüberzeugung sei am Schluss noch einmal genannt: Die TCM legt besonderen Wert auf die ganzheitliche Betrachtung und Anwendung – und zwar möglichst schon, bevor eine Erkrankung erkennbar eintritt. Denn aktive Gesundheits- und Lebenspflege durch Bewegung und Ernährung kann Krankheiten vermeiden helfen. Ganzheitliche Behandlung stärkt gesunde Ressourcen und unterstützt einen aufmerksamen Umgang mit unserer Gesundheit. Um es mit Goethe zu sagen: „Es genügt nicht zu wissen, man muß auch anwenden, es ist nicht genug zu wollen, man muß es auch tun."

Die Absicht aller Beteiligten, fachliche Informationen zu diesem faszinierenden Themenkreis TCM anzubieten, möchte ich nochmals unterstreichen, und ihnen dafür, auch im Namen des Vize-Vorsitzenden des Verbands für wissenschaftliche Gesundheitsförderung der Provinz Shandong, Herrn Prof. Sui Qingbo, meinen ganz herzlichen Dank aussprechen.

Ramona Heister, im Juli 2005

Hinweise

Diese Sammlung von Referaten dient der Information. Sie ersetzt nicht die sachkundige medizinische Diagnose und/oder fachkundige medizinische Behandlung von Gesundheitsstörungen oder Krankheiten durch Arzt oder Heilpraktiker.

Zur besseren Lesbarkeit und zum besseren Verständnis beginnt jedes chinesische Schriftzeichen – in Abweichung zur Standard-Pinyin-Umschrift – mit einem Großbuchstaben. Zitate und Eigennamen wurden belassen.

Grußwort

Ich freue mich über die hervorragende Resonanz und den Erfolg des 1. Weilburger Gesundheitsforums mit Traditioneller Chinesischer Medizin und QiGong vom 22. bis 24. Oktober 2004.

Die Wege zur Gesundheit entscheiden über die Lebensqualität der Menschen überall in der Welt. Weltumspannende Medizin ist eines der besten Ergebnisse des globalen Weltdorfes, zu dem unser Lebensraum unterwegs ist.

Da in der chinesischen Medizin die Vorbeugung von Erkrankungen und Eigenverantwortung für die eigene Gesundheit eine wichtige Rolle spielt, stellt das Forum, bei dem auch die Themen Ernährung und praktische QiGong-Bewegungsübungen für die Teilnehmer einen breiten Raum einnahmen, eine wichtige Ergänzung zur derzeitigen Diskussion um die Gesundheitsreform in unserem Land dar.

Namhafte Referenten konnten den Teilnehmern Ansätze und Anwendungsgebiete der Traditionellen Chinesischen Medizin sowie Hintergrundwissen zur östlichen und westlichen Lebensphilosophie vermitteln, und so wurde das Forum auch zu einem interessanten Erfahrungsaustausch.

Ich danke herzlichst, dass die Stadt Weilburg an der Lahn Gastgeber des Gesundheitsforums 2004 sein durfte, und würde mich freuen, wenn der Erfolg dazu beitragen könnte, das Forum zu einer regelmäßig stattfindenden Veranstaltung werden zu lassen.

Ich danke den Initiatoren und Referenten für ihr Engagement und wünsche der Zusammenfassung der Referate die ihr gebührende Verbreitung und Beachtung.

Hans-Peter Schick
Bürgermeister
Weilburg an der Lahn, im März 2005

Arthur G. Sutsch, Lord of Grimthorpe

Unterschiede und Gemeinsamkeiten im Selbstverständnis des Menschen in Kulturen von der Antike bis heute

Philosophie in Ost und West – Baustein eines gesunden Lebenswandels

Vorbemerkung

Warum bittet man gerade einen Astronomen, den Einführungsvortrag einer Tagung zur Traditionellen Chinesischen Medizin (TCM) und zu QiGong und deren Anwendungen zu halten?

Meine Vermutung geht dahin, dass die Basis der TCM als eine Jahrtausende alte Methode – mehr ein *Weg* im Sinne eines *dao* – (wir werden darauf noch detaillierter eingehen) darin besteht, den Menschen als ganzheitliches Wesen im *Kosmos* zu betrachten, und eben deshalb ist vielleicht ein Astronom geeignet, seine Stellungnahme dazu abzugeben.

Seine Stellung in seiner Welt, im Kosmos als Ganzem, beschäftigt den Menschen seit jeher in Religionen und Mythen. Es ist daher angebracht, zu den Wurzeln jener Zeit vorzustoßen, in der TCM entstand, und zu erfahren, auf welchem philosophischen Hintergrund diese Methodik beruht und welche Geisteshaltung die Menschen jener Zeit hatten.

Wie sah sich der Mensch vor Tausenden von Jahren im Kosmos und wie sieht er sich heute? Welche Hochkulturen in der Antike haben wie über die Stellung des Menschen in seiner Welt nachgedacht? In welchen Epochen war welches Gedankengut vorhanden, das den Menschen auf der Erde prägte?

Aus Antworten auf diese Fragen kann man leichter erkennen, wieso die Entwicklung der Menschheitsgeschichte nicht überall auf der Erde gleich verlaufen ist, und weshalb es fundamentale Unterschiede des Individuums Mensch in seinem Verständnis im Kosmos gibt.

Einleitung

Antike Hochkulturen

Beginnen wir also mit dem Schritt zurück an den Anfang der überlieferten Menschheitsgeschichte und fragen uns zuerst, wer die alten Hochkulturen waren und wo sie bestanden. Wann nennen wir eine Kultur eine Hochkultur? Wenn ein allgemein funktionierendes Staatswesen seinen Bürgern/Untertanen ein Leben bieten kann, das nicht von Anarchie und bloßem Darwinismus des ‚Survival of the fittest' gekennzeichnet ist, sondern Handel, Kultur, Rechtswesen und geistige Betätigung ermöglicht – so meine Definition.

Solche Hochkulturen sind Ur, Sumer, Babylon in Mesopotamien, dann Ägypten, Persien, Griechenland, Indien und selbstverständlich China. Wir wollen die Hochkulturen in Mesopotamien, China und Griechenland näher betrachten, mit einem kurzen Abstecher nach Ägypten. Warum eine Beschränkung auf diese? Eine Beschränkung ist nötig, denn Vollständigkeit würde den Rahmen dieses Beitrags sprengen – und ich weiß zu wenig über einige Kulturen wie z.B. über die Kultur der Polynesier oder über die Kulturen in Südamerika.

Alle Hochkulturen der Antike, die sehr große Zeiträume, d.h. einige Tausend Jahre überdauerten – und dazu zählen aus obiger Auswahl nur Mesopotamien, Ägypten, Indien und China – entstanden an großen Flüssen. Dies hatte einen ganz wichtigen Grund: Als die Menschen aus der Gesellschaftsform der Jäger-Sammler und Nomaden in die ortsgebundene Gesellschaftsform der *polis* übertraten, begannen sie Ackerbau- und Milchwirtschaftsprodukte als Hauptnahrungsmittel einzusetzen. Sie wussten zu dieser Zeit noch nichts von der Auslaugung des Bodens, dem durch Monokultur die lebenswichtigen Mineralien entzogen wurden. Reich an Mineralien war das alljährlich nach dem Winter angeschwemmte Neuland, das die Flüsse aus den Bergen immer wieder herantransportierten, wodurch dem Raubbau durch Monokultur entgegenwirkt wurde.

Wir dürfen nicht vergessen: In Städten wie Ur lebten in ihrer Hochblüte vor 5.000 Jahren bereits ca. 40.000 Einwohner – und diese Menschen mussten ernährt werden!

In der westlichen Welt sind wir häufig geneigt, wegen der vorherrschenden Religion des Christentums und der Umstände ihres Entstehen anzunehmen, dass die Menschheitsgeschichte hauptsächlich durch diesen Kulturkreis geschrieben wurde. Weit gefehlt – lange bevor die Nomadenstämme der Juden und deren Vorfahren sesshaft wurden, bestanden bereits seit Tausenden von Jahren blühende Hochkulturen mit Staatsverbänden, Beamten, einem geordneten Leben in Städten, mit internationalem Handel, Kultur (z.B. in Form von epischen Gedichten) sowie jahrhundertelangen Aufzeichnungen von Phänomenen am Himmel, Berechnungen von Kalendern, die dem unsrigen um nichts an Genauigkeit nachstehen, und teilweise bestanden geistig-philosophische Begriffswelten, die denen der ‚modernen' Religionen – nach meiner Meinung – überlegen sind, was ihre Bestimmung der Stellung des Menschen im Kosmos betrifft.

Man muss dabei unterscheiden, ob man Überlieferungen als Menschheitsgeschichte annimmt, die Hunderte oder Tausende von Jahren später aufgeschrieben (oder verfasst?) wurden, oder ob man sich an gefundenes Material in Form von Schriften hält, die minutiös von einem Staatsapparat berichten, ein ganzes Epos wiedergeben und deren Datierung mittels archäologisch und physikalisch anerkannter Methoden relativ sicher ist – ich spreche von den ca. 200.000 Tontafeln der Keilschrift aus Ur, die u.a. das Gilgamesh-Epos enthalten, die Aufzeichnungen von Himmelsphänomenen über ca. 400 Jahre (!) und den Handel und den Staatsapparat mit Rechtsdokumenten etc. in allen Details darstellen. Erste Schriften in Keilschrift sind uns seit ca. 3.000 Jahren vor unserer Zeitrechnung erhalten. Gilgamesh soll ca. 2.730 v.u.Z. als 5. Herrscher aus Uruk gelebt haben. Die ältesten Kopien sind uns von ca. 2.100 v.u.Z. überliefert. Bereits 2.600 v.u.Z. gab es in Sumer kulturelle Aufzeichnungen.

In der Menschheitsgeschichte hat es immer wieder Abschreiber und Plagiatoren gegeben; als solche sehe ich viele der ‚modernen' Geschichts- und Religionsschreiber an.

Ein Exkurs in die Moderne

Bevor wir im Detail auf das Weltbild und Selbstverständnis des Menschen in der Antike eingehen, zunächst ein Exkurs in die Moderne, damit man versteht, warum die Einbindung des Menschen in den Kosmos kein alter Zopf ist.

Auf die Sternwarte in Alterswil im Kanton Freiburg in der Schweiz kommen seit 25 Jahren viele Besucher in kleinen und großen Gruppen. Die Menschen kommen aus den unterschiedlichsten Beweggründen, wollen durch das große Spiegelteleskop (es war einmal das erste von einem Computer gesteuerte Instrument) einen Blick ins Weltall werfen.

Die einen schenken ihrem Lebenspartner den Besuch mit dem Blick in den Himmel zum Geburtstag (eine großartige Idee!), andere kommen in einer größeren Gruppe: Vereine, Managements von Firmen und, vor allem, Kinder fast jeder Altersgruppe aus den umliegenden und ferneren Schulen. Wir hatten schon mehrfach Busladungen von Kindern aus St. Gallen und Genf zu Besuch, die optisch und philosophisch die ganze Nacht durch das Weltall pilgerten. Die meisten Besucher kommen natürlich aus der Schweiz.

Nach 25 Jahren Umgang mit den Besuchern wird ein bestimmtes Muster ihres Fragenkatalogs deutlich erkennbar. Die erste Frage der Erwachsenen (aber leider auch vermehrt der Kinder) ist die nach dem Besitzer dieser Institution. Die zweite Frage ist die nach den Kosten von ‚so etwas'. Man hat Schwierigkeiten das Gebilde Teleskop – Sternwarte und die Astronomie zu bezeichnen; meist spricht man sowieso von ‚Astrologie'. Im Vorfeld wollen alle wissen, was sie der Besuch kostet und sind jedesmal zutiefst überrascht, wenn sie hören, dass der Besuch kostenlos ist. Auf diese Weise akkumulieren meine Frau und ich Wein und Brot, sogar ein Huhn hat es schon einmal als Gastgeschenk gegeben. Man könnte fast davon leben.

Wenn diese ‚wichtigen' Punkte einmal geklärt sind, kommt sehr bald nach dem Betrachten von Planeten, Gasnebeln, Kugelsternhaufen und Galaxien mit zunehmendem Abstand von der Erde und vom Gewohnten die Frage auf: „Können Sie mit dem Teleskop auch Gott sehen?" Anfangs habe ich das als Scherz aufgefasst und flachste, dass sein Bart nicht ganz durchsichtig sei. Ich musste aber sehr schnell feststellen, dass dies ganz und gar nicht auf Widerhall stieß. Und ich musste einsehen, dass die Frage in der Regel sehr ernst gemeint ist.

Wie darauf antworten?

Ich versuche es mit dem folgenden Beispiel. Das Teleskop und die Beschäftigung mit der Astronomie sind zu vergleichen mit einem Gang zum Metzger. Wir wollen ein Stück Filet kaufen. Der Metzger geht (früher wenigstens, heute nimmt er meistens nur ein vakumisiertes Paket aus dem Kühlfach) an die Rindseite und schneidet mit einem sehr scharfen Messer ein Stück Filet heraus und legt es auf die Waage. Er weiß, wo er schneiden muss. Wir machen aus dem im Rohzustand faden Stück Fleisch ein köstliches Gericht durch Addition von Gewürzen, Zutaten, und der Präsentation des Ganzen auf einem schön geschmückten Teller bei Kerzenlicht.

Das Teleskop ist wie das Messer. Es liefert die gewünschte Information, nachdem der Mensch nach einer solchen gefragt hat, indem der Astronom es auf die Sterngegend richtet, in der sich das gesuchte Objekt befindet. Der Astronom liest aus dem Instrument die Daten aus, interpretiert diese Daten und baut daraus eine Theorie, wie sich etwas im Weltall verhalten könnte. Dabei gab es im Laufe der Jahrhunderte immer wieder neue Theorien und ‚Zubereitungen', je nach Couleur des Zeitgeistes und dem jeweiligen Wissensstand, schöne, schmackhafte, mitunter auch zähe und zu stark gebratene, aber auch solche, die nicht serviert werden durften, da sie dem Zeitgeschmack nicht entsprachen.

Der Metzger kann aber keine Aussage darüber treffen, ob das Rind glücklich war, bevor es starb, ob es auf einer Weide im herrlich grünen Gras oder im Stall gestanden hat, was seine Gedanken waren, als es die warme Sommerluft oder den rauhen Herbstwind verspürte und wie es sich fühlte, als es zu Ende, d.h. zum Schlachthof ging.

Der Astronom kann auch keine Aussage über Gott treffen. Dies ist die Domäne anderer Disziplinen: Philosophie, Religion mit all den verwandten Gebieten. Die Astronomen müssen sich auf die Zerlegung von Licht in Spektralfarben, mit deren Auswirkungen und Interpretation beschränken. Spekulieren über das ‚Dahinter', ‚Woher', ‚Wohin' usw. dürfen wir allesamt, aber nicht in diesem Beruf. Es nützt auch nichts (wie beim Metzger eben die Fragen nach dem Wohlbefinden des Rindes auch nichts nützen, da der Mensch in der Metzgerei nach Gewicht und Art des Fleisches bezahlt).

Dass die meisten Besuchern einer Sternwarte nach Gott fragen, ist teilweise berechtigt, bringt diese Frage doch die Unsicherheit der Einordnung von Gedanken und Zuständigkeiten zum Ausdruck – in einer fremden Umgebung, in der man sich mit dem Menschen sonst Unbekanntem beschäftigt. Sobald die Nacht hereinbricht (und ich meine damit die physische), geht für viele Menschen eine Dimension der Vertrautheit und ‚cosiness' – das Englische beschreibt mit diesem Begriff eine Art Geborgenheit und Gemütlichkeit – verloren, und es offenbaren sich Ängste, Zweifel und dergleichen Unsicherheiten. In den vergangenen Jahrhunderten mag eine solche Veränderung der äußeren Lebensumstände und der Wegfall des Lichtes ja durchaus eine äußere wie innere Gefahr bedeutet haben (Straßenräuber fühlten sich im Dunkel der Nacht geborgen – wie heute die Astronomen auch – aber bitte, wir sind deshalb keine Straßenräuber!). Meist geht die Nacht auch noch mit einem Fallen der Temperaturen einher (besonders in unseren Breiten), so dass ein Gefühl der Kälte aufsteigt. Dies sind alles Faktoren, die zu einem subjektiven Unwohlsein und einer allgemeinen Unsicherheit beitragen können. Außerdem arbeiten Astrononem häufig dann, wenn „ordentliche" Menschen schlafen.

Man beobachtet dieses Phänomen sehr deutlich bei einer totalen Sonnenfinsternis: In den Bergen fällt die Temperatur sehr rasch nach Einbruch der Totalität, und es überkommt einen ein Frösteln; Tiere legen sich spontan schlafen, selbst während der nur drei oder vier Minuten, die eine solche Totalität (eben unterstützt durch die Dunkelheit) als ‚Fast Food Experience' im naturwissenschaftlichen Erlebnis-Sinn beinhaltet.

Andererseits beweist die Fragestellung nach der Sichtbarkeit Gottes mit einem großen Teleskop eben auch, wie Not die Popularisierung der Astronomie und ihrer Bedeutung für den Menschen tut.

Man kann es auch anders herum sehen: Im krassen Gegensatz zu der landläufigen Meinung über die Abgeklärtheit und Informiertheit des Menschen, erleben wir das genaue Gegenteil. Eher sind die Menschen heute bis zum Überlauf vollgestopft mit Daten, News und manchmal auch Fakten, die Zusammenhänge jedoch bleiben ihnen unklar und fehlen teilweise ganz. Das verführt zur Öffnung zum – sogenannten – Mystischen. Zusammenhänge werden wunderlich und ohne große Logik hergestellt.

Sobald der Mensch seine gewohnte Umgebung verlässt, fühlt er sich verlassen, und seine Unsicherheit tritt zu Tage. Er versucht dann schnell, scheinbar Ähnliches zu verketten und tappt im Dunkeln – ebenso wie auf einer Sternwarte, wenn sich die Kuppel bewegt (auch noch eine Art Halbkugel, unter der wir uns sonst eigentlich nie aufhalten), das Licht komplett erlischt und leise die Motoren surren, und zehn Tonnen Stahl und Glas sich, wie von Geisterhand bewegt, sachte in Bewegung setzen. Nur das kräftige Geräusch des Kuppelantriebs erscheint noch vertraut, vielleicht ähnlich dem eines unkultivierten Sportwagen, das Resultat jedoch, eine Käseglocke im Dunkeln, die sich dreht und in der wir uns befinden, löst Unbehagen aus. Das unmerkliche Nachfahren des Teleskops mit der Erddrehung wird schon nicht mehr registriert, die Konzentration im Dunkeln richtet sich auf einen kleinen Glaskreis (das Okular), in dem nun plötzlich die Vergangenheit realiter in Form von feinsten Spinnengeweben und aus vielen, vielen Lichtjahren Entfernung auftaucht. Das löst beim Betrachter Reaktionen aus, die sehr bald ins Philosophische reichen. Es gab selten einen Besucher, der mich nicht in dieser Situation mit Fragen nach Ursprung und Zukunft des Weltalls konfrontierte.

Was haben Astronomen mit dem Problem des Selbstverständnisses des Menschen in der Antike zu tun?

Das Übel begann wohl in Ur vor ca. 5500 Jahren. Das ist eine der ältesten uns bekannten Überlieferungen. Die Astronomie erlangte damals eine enorme Bedeutung, da die Beobachtung der astronomischen Phänomene über die Jahrhunderte (Sternauf- und -untergänge) die Koppelung von Saat- und Erntezeiten mit den Überschwemmungen des Euphrat und Tigris voraussagen ließ: ein absolutes Überlebensmuss in dieser Zeit, wie bereits erwähnt.

Dieses Mehrwissen einer kleinen Gruppe von Menschen ließ sie schnell auf die Idee kommen, dass der Einfluss eines Astronomen auf die anderen Menschen durch seinen Vorsprung an Wissen zum eigenen Vorteil gereichen kann. Es bildete sich ein Kastenwesen heraus, das der jeweilige Herrscher zu seinem Vorteil nutzte. Das Mehrwissen wurde schnell verklärt und daraus eine ‚Höherwertigkeit' *der* Menschen abgeleitet, die wir heute Priester nennen. Der ‚normale' Mensch dieser Zeit konnte die sehr langen Beobachtungen (sehr gut dokumentiert) nicht nachvollziehen und damit keine Schlussfolgerungen für Feldarbeit etc. ziehen. Er akzeptierte, dass es Mitmenschen gab, die einen Kontakt zu ‚Höherem' hatten. So wurde die erste uns bekannte Religion geboren.

Die Astronomen-Kaste wusste auch, dass der jeweilige Herrscher selbst keine Ahnung von den Vorgängen am Himmel haben konnte, da er mit Kriegführen und Administrativem beschäftigt war (außerdem hüteten die Fachleute ihr Mehrwissen wie ein Geheimnis). Also bot man ihm ebenso Vorhersagen an, z.B. wann er Kriege führen sollte und wann nicht. Man bezog sich auf den Lauf der Gestirne und schaffte so das erste Mal im Handeln der Menschen Abhängigkeiten vom Lauf der Gestirne. Es spielte keine große Rolle, dass die Vorhersagen des geeigneten Zeitpunkts zum Kriegsführen keinen Anspruch auf Richtigkeit erheben konnten. Erstens hilft immer die Statistik, und zweitens verstand man sich auch damals schon auf die ‚richtigen' Auslegungen eines Vorkommnisses. Man kleidete seine Vorhersagen bereits damals in die ominösen zweideutigen Worte à la dem Orakel von Delphi, und ging es wirklich einmal gänzlich schief, musste der Vorhersehende halt dran glauben und mit seinem Kopf bezahlen. Obwohl die Trennung der Gebiete Astrologie und Astronomie noch lange nicht vollzogen war, gab es bereits die Praxis, astronomisches Wissen dafür einzusetzen, das Leben des Menschen als vom Lauf der Gestirne abhängig zu denken.

Arme Sterne – sie wurden, ohne es zu wissen, auf diese Weise für das Machtstreben der Menschen missbraucht. Also tragen doch die Astronomen die Schuld an dem ganzen Übel der Menschheitsmisere (kein syllogistischer Schluss!).

Wie sieht sich der Mensch in der Antike in Ost und West?

I Ging, Daodejing, Dao und Yin Yang

Im ältesten der klassischen chinesischen Texte, dem „I Ging“ oder „Buch der Wandlungen“ oder genauer „Klassiker des Wechsels“ geht es um die Beschreibung der Kosmologie und Philosophie im alten China. Da das Buch auch als „Zhou Yi“ oder „Chou I“ bekannt ist, was soviel wie „Wechsel zu Chou“ bedeutet, kann geschlossen werden, dass aus der Tradition ein Ursprung in der Zhou Dynastie (ca. 1100 bis 256 v.u.Z.) gesehen wird.

Die Grundideen sind die *Ausgewogenheit der Gegenteile* und ein *Akzeptieren der Veränderung*. In dem Buch ist auch erstmals von Yin und Yang die Rede, wovon Yang das männliche Prinzip, nämlich den Himmel, und Yin das weibliche Prinzip, die Erde, darstellt. Man datiert es in etwa auf die Zeit von 1000 bis 700 v.u.Z. Erste Ursprünge dieses in der chinesischen Philosophie und Kosmologie fundamentalen Prinzips Yin Yang gehen wahrscheinlich noch sehr viel weiter zurück, damals als eine geografische Zuordnung für die kalte Nord- und die Südseite, die Sonnenseite, eines Hügels.

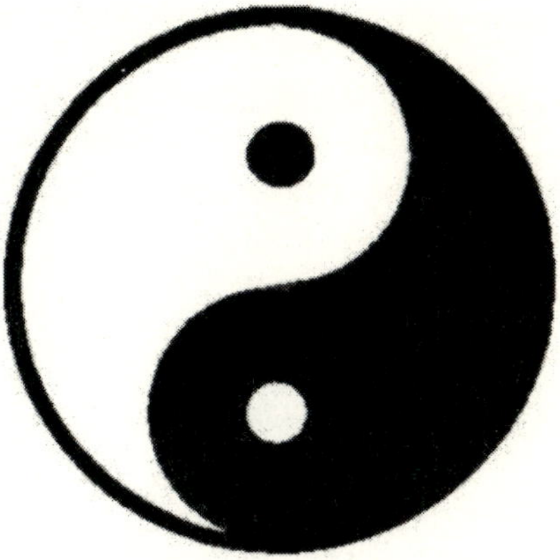

Yang	**Yin**
oben	unten
warm	kalt
aktiv	passiv
Mann	Frau
Expansion	Kontraktion
Aufsteigen	Absinken
Feuer	Wasser

Mit der Zeit wurden die Begriffe dann immer abstrakter und allgemeiner verwendet. In allen Anwendungen der Gegensatzprinzipien ist immer wichtig, dass das Eine das Andere bedingt und Eines nie in reiner Form allein bestehen kann. Man kann auch nicht von Positiv und Negativ sprechen, denn die daoistische Philosophie betont immer wieder, dass das Weiche (Yin) das Harte (Yang) besiegt.

Sonnenstrahlen sind ein gutes Yang-Beispiel: Sie kommen von der Sonne (vom *Himmel*, von *oben*), sind *warm, hell, licht* und eine nicht anfassbare, dennoch spürbare *Energie*. Diese Energie wird in Pflanzen mittels der Photosynthese in chemische Energie umgesetzt, welche als Träger und Speicher von Energie für die Pflanze dient. Dieser Prozess benötigt jedoch auch ein materielles Gegenstück: *Wasser* und Kohlendioxid. Das Yang der Sonnenstrahlen benötigt also Yin-Elemente, um wirksam zu werden.

Wasser kann als Yin-Beispiel dienen: ***Wasser*** fließt immer nach ***unten***, ist als Meer ***kühl*** und ***dunkel***. Wenn es gefriert, wird es aber zu Eis, also zum einen *kälter*, zum anderen ist es ***oberhalb*** des fließenden Wassers.

Ohne Sonnenlicht würde es vermutlich nur Eis geben, das kein Leben mehr ermöglicht.

Sonne und Wasser müssen in ausgewogener Menge vorhanden sein, wie auch Yang und Yin. Im obigen Beispiel bedeutet die Harmonie von Yin und Yang beispielsweise Leben, beziehungsweise die Möglichkeit dazu. (aAus: *Wikipedia.* Die freie Enzyklopädie).

Laozi

Laozi (chin. 老子, übersetzt: *Alter Meister*) ist ein legendärer chinesischer Denker, der im 6. Jahrhundert v. Chr. gelebt haben soll. Je nach Umschrift wird der Name Laotse, Lao-Tse oder Lao-tzu geschrieben; aber in der heutigen offiziellen Pinyin-Umschrift lautet der Name *Laozi.* Laozi gilt als Begründer des Daoismus (Taoismus). Das Daodejing (Tao Te King, Tao te ching), der einflussreichste daoistische Text, wird ihm zugeschrieben und daher oft auch einfach als „Laozi" bezeichnet. Der Text ist aber wahrscheinlich erst im 4. Jahrhundert v. Chr. entstanden, beziehungsweise in seine heutige Form gebracht worden.

Trotz der beeindruckenden Überlieferung minutiöser Chroniken und Listen von Herrschern, Beamten etc. aus China ist über Laozi fast nichts bekannt. Die ältesten Quellen sind Anekdoten und Legenden, die zum Beispiel in Zhuangzis (Dschuang Dsi, Chuang-tzu) „wahrem Buch vom südlichen Blütenland" aufgeschrieben sind. Die erste historische oder biographische Quelle findet sich im Shiji (Shi chi) des Sima Qian (Ssuma Ch'ien), die „Aufzeichnungen des Chronisten" aus dem 1. Jahrhundert v. Chr., doch Sima Qian schreibt selbst, dass seine Quellenlage sehr unsicher ist und er widersprüchliche Aussagen über Laozi gefunden hat – er ist nicht sicher, ob Laozi wirklich gelebt hat.

Laozi soll im Staat Chu (Tschu, Ch'u) gelebt haben. Sein Sippenname war Li, sein Vorname Er (Ohr). Er diente als Verwalter am Hof des Chu-Staates. Als er Chaos und Verfall des Reiches vorhersah, verließ er das Land und wurde von Guan Yin Xi, dem Grenzwart vom Shan-Gu-Pass, gebeten, sein Wissen an die Nachwelt weiterzugeben. Diese Sammlung seiner Lehren ist als Daodejing (Tao Te King, ~Ching) bekannt. Anhand von philologischen Untersuchungen und Exegese der überlieferten Fassungen kann man absehen, dass Laozi wahrscheinlich nie existiert hat, sondern dass das Werk diesen Namen in einer Zeit erhielt, als lange tradierte mündliche Überlieferungen aufgeschrieben und einem

Verfasser zugeschrieben wurden. Die Legenden, die sich um Laozi ranken, entstanden wohl aus dem Bedürfnis der damaligen Zeit heraus, eine Überlieferung historisch greifbar zu machen und einer Schule zuzuordnen. Den Legenden nach wurde Laozi über 160 Jahre alt, andere Quellen sprechen sogar von 200 Jahren. Dieses hohe Alter soll er durch Vollkommenheit im Dao (Tao) erreicht haben. Allerdings gibt es dazu sogar in der daoistischen Literatur widersprüchliche Angaben. Nach seinen eigenen Lehren suchte Laozi Zurückgezogenheit und Namenlosigkeit. Dies steht in eindeutigem Widerspruch zu dem hohen Bekanntheitsgrad seiner Person. Dies wurde u.a. von Zhuangzi kritisiert: „Um sie so fest an sich zu binden, muss er Worte gesprochen haben, die er nicht sprechen durfte … das ist aber ein Abweichen von der himmlischen Natur." (Dschuang Dsi „Das wahre Buch vom südlichen Blütenland", Eugen Diederichs Verlag 1992).

Später wurde Laozi vergöttlicht und als einer der *Drei Reinen* in das Pantheon aufgenommen.

Dao

Dao bedeutet wörtlich aus dem Chinesischen übersetzt *Weg, Strasse, Pfad* und in der klassischen Zeit Chinas nahm es die Bedeutung von „Methode, Prinzip, der rechte Weg" an. Diese Übersetzung ist allerdings nur eine sehr grobe Annäherung an den abstrakten Gehalt des Wortes, denn im Daodejing des Laozi wurde der Begriff des Dao zum ersten Mal als eine Art von transzendenter, höchster Wirklichkeit und Wahrheit dargestellt.

Das chinesische Schriftzeichen für „Dao" setzt sich aus den Zeichen für „Kopf" und einem so genannten Radikal oder Determinativum, das „gehen" bedeutet, zusammen. Wahrscheinlich sollte **Dao** besser als unübersetzbarer, eigenständiger Begriff gebraucht werden, da die Inhalte dieses Begriffes zu umfassend sind, um sie in einem einzigen Wort übersetzen zu können.

> Ich kenne seinen Namen nicht
> darum nenne ich es Dao.
> (aus Kapitel 25 des Daodejing von Laozi)

Dao bezeichnet in der daoistischen chinesischen Philosophie ein ewiges Wirk- oder Schöpfungsprinzip, das für den Ursprung der Einheit und

Dualität und damit für die Entstehung der Welt („*Zehntausend Dinge*") verantwortlich ist. Aus Dao entstehen die Polaritäten Yin und Yang und dadurch die Gegensätze, aus deren Zusammenspiel, Wandel, Bewegung und gegenseitiger Durchdringung die Welt entsteht. Dao ist allumfassend und beinhaltet sowohl die dualistischen Bereiche der materiellen Welt als auch die transzendenten Bereiche jenseits der Dualität.

Das Dao ist also sowohl ein Prinzip der Immanenz als auch der Transzendenz. Es stellt den höchsten Seinszustand dar. In seiner transzendenten Funktion als undifferenzierte Leere ist es die Mutter des Kosmos, als immanentes Prinzip, das alles Durchdringende. Gemäß Laozi bringt das Dao die Einheit hervor, die Einheit bringt die Zwei hervor, diese die Drei und diese die manifestierte Welt der zehntausend Wesen (wan wu). Dies deutet darauf hin, dass das Dao die Potentialität aller Formen ist, denn es ist mehr als die Einheit. Gleichzeitig ist es aber die Kraft, die den ganzen Schöpfungsprozess und die Schöpfung durchzieht. Da das Dao alles umfasst, auch die Gegensätze von Leere und Dasein (wu, you), ist es mit intellektuellen Begriffen eigentlich unbeschreiblich, weshalb den Erklärungen der chinesischen Philosophie immer das Paradoxe anhaftet. So kann vom Dao nicht gesagt werden, es besitze eine Existenz, denn das hieße, seine Nicht-Existenz oder Leere auszuschließen, doch sagte man, es existierte nicht, so würde man seine Erscheinung in der Fülle der manifestierten Welt leugnen.

In den Kommentaren zum I Ging (Yi Jing) wird dieses Urprinzip Tai Ji genannt. Der Begriff Dao wurde von Laozi im Daodejing als Synonym für Tai Ji eingeführt. Allerdings existierte er schon vor dem Daodejing, und auch Konfuzius benutzt ihn, jedoch gab erst Laozi dem Begriff Dao die umfassende Bedeutung des absoluten Wirkprinzips. In der Geschichte des Daoismus wurden auch noch andere Gestaltungen umfassender Prinzipien mit dem Dao in Verbindung gebracht. So ist es Tai Xu, die große Leere, als auch Tai Yi, das Wandlungsprinzip und in einer begrenzten Form auch Tian, der Himmel, die Quelle und Ausdruck der Ordnung. Das Dao als immanentes Prinzip, das alles Sein durchdringt ist ein Prinzip der Wandlung und des Fliessens, jedoch nicht in chaotischer Form, denn auch die natürliche Ordnung der Dinge wird durch das Dao bewirkt und die Wandlungen des Dao sind zyklisch.

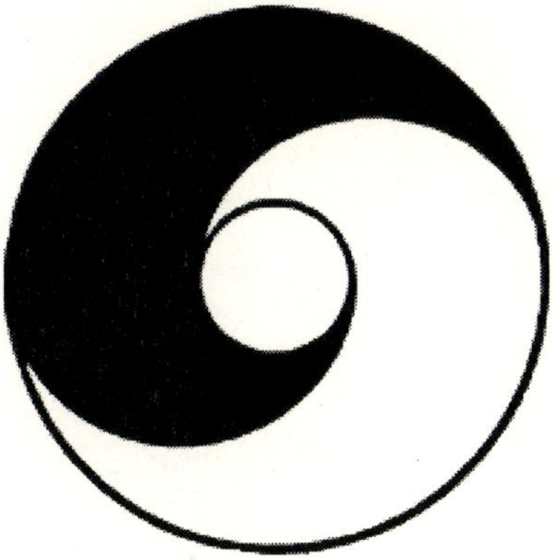

Das Hotu symbolisiert das Yin und Yang der gesamten Welt.
Im Zentrum befindet sich ‚wu' (die Leere, die alles enthält).

In der traditionellen chinesischen Kultur ist Dao ein Schlüsselprinzip für viele Bereiche der Wissenschaft und der Kunst (z.B. Kampfkunst, Medizin, Kriegskunst, Malerei, Kalligraphie, Teezeremonie). Durch die Auflösung der Gegensätze (z.B. durch Meditation) kann der Dao-Praktizierende Dao erfahren – beschreiben kann man Dao nach Laozi jedoch nicht.

> Man kann über das Dao sprechen – doch spricht man dann nicht vom ewigen Dao.
> Das Dao kann einen Namen haben – doch ist es nicht der Name des ewigen Dao.
> (aus Kapitel 1 des *Daodejing* von *Laozi*)

Das **Dao** ist am ehesten als ein umfassendes Weltprinzip zu verstehen, das dem Menschen rein rational nicht zugänglich ist. Der Mensch soll dieses Prinzip möglichst wenig durch bewusstes Handeln und Streben stören, sondern in mystisch-intuitiver Weise im Einklang mit diesem Gesetz leben. Doch nicht nur der Mensch hat Teil am Dao, sondern jedes Ding und Wesen hat sein eigenes Dao, seinen eigenen Weg. Jedes Wesen ist auf seinem Weg einmalig in seinen Wandlungen und Entwicklungen und durch diesen ständigen Fluss offenbart sich das Dao als Bewegung und Wandlung, die auf die Erfahrung von Existenz hindeutet und nicht auf das Verständnis starrer intellektueller Konzepte. (aus: *Wikipedia*)

Konfuzius

Konfuzius (chin. 孔子, kong zi) war ein chinesischer Philosoph und Begründer des Konfuzianismus. Er lebte vermutlich von 551 v. Chr. bis 479 v. Chr. Er wurde in der Stadt Qufu im chinesischen Staat Lu (in der heutigen Provinz Shandong) geboren, er entstammte der *Kong-Familie* und gehörte dem niederen Adel an, im Alter von zehn Jahren wurde er Waise.

Konfuzius gründete eine Schule für Philosophie. Der zentrale Wert seiner Lehren war die Ordnung, die seiner Meinung nach durch Achtung vor anderen Menschen und Ahnenverehrung erreichbar sei. Im Mittelpunkt seines Denkens stand der „Edle", ein moralisch einwandfreier Mensch.

Etwas problematisch ist die dadurch entstehende/geforderte fast bedingungslose Achtung der Ahnen (Eltern), die bis zur Unterwürfigkeit führen kann. (Aus *Wikipedia*).

Konfuzius lebte in einer Zeit des Zerfalls des Reiches in viele kleinere und einige größere Einzelstaaten. Die Zhou-Könige regierten nur noch nominell und wurden lediglich deshalb nicht gestürzt, weil sich keiner der „Hegemonen" stark genug fühlte. Konfuzius forderte die Rückkehr zu den frühen Traditionen der Zhou-Dynastie. Sein menschliches Ideal war der „Edle", der unabhängig von seiner sozialen Stellung zu vollkommener Tugend gelangt. Der Staat sollte sich auf Sittlichkeit gründen; er sollte nicht durch Gesetze, sondern durch Riten geordnet werden. Vom 2. Jahrhundert v. Chr. an wurden seine Lehren zum Konfuzianismus systematisiert und mehrfach neu interpretiert.

Fundamentale Umwälzungen im alten Ägypten der 18. Dynastie

Pharao Echnaton und die Religion des Lichts

Pharao Amenhotep IV., der spätere Echnaton, war der jüngere Sohn Amenhoteps III. und seiner großen königlichen Gemahlin Teje. Mit seiner Religionsstiftung, dem Bau seiner neuen Hauptstadt Achet-Aton und nicht zuletzt auch durch seine schöne Gemahlin Nofretete wurde Amenhotep IV / Echnaton zu einer der faszinierendsten Persönlichkeiten in der ägyptischen Königsgeschichte.

Mit seinem Namen verbindet sich der erste monotheistische Aufbruch in der Religionsgeschichte der Menschheit. Diese „kulturrevolutionäre“ Tat bedeutete für die meisten Zeitgenossen eine schwer erträgliche Erfahrung. Das „Trauma von Amarna“ hat der Ägyptologe Jan Assmann diesen Vorgang genannt, ein Trauma, das Verdrängung, verformte Erinnerungen und alle Formen kulturellen Abscheus zur Folge hatte. Tatsächlich ist Pharao Echnaton bis weit ins 19. Jahrhundert hinein vergessen geblieben.

Der König

> „Schön erscheinst du im Horizont des Himmels, du lebendige Sonne, die das Leben bestimmt! Du bist aufgegangen im Osthorizont und hast jedes Land mit deiner Schönheit erfüllt. Schön bist du, groß und strahlend, hoch über allem Land …“

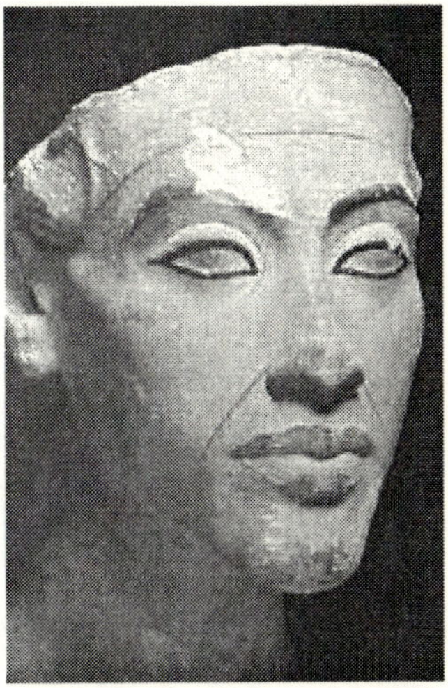

Mit diesen Worten beginnt der Große Sonnenhymnus des ägyptischen Pharao Echnaton. Um 1350 v.u.Z. proklamierte dieser König den Sonnengott in seiner sichtbaren Gestalt als Sonnenscheibe, genannt Aton, zum alleinigen Gott. Ein beispielloser Vorgang! Er erklärte die vielfältige ägyptische Götterwelt kurzerhand für nicht-existent und ordnete einen neuen Glauben, eine neue Theologie an. Pharao Echnatons religiöser Umsturz ist die erste Religionsstiftung in der Geschichte, und wie alle Religionsstiftungen ist sie monotheistisch. Dieser früheste Eingottglauben, der noch vor dem Alten Testament entstand, wurde erst im 19. Jahrhundert wiederentdeckt. Die Ägypter selbst hatten dafür gesorgt, dass man Echnaton vollständig vergaß. Bereits zwei Generationen nach seiner Zeit wusste in Ägypten niemand mehr etwas von ihm. Kurz nach seinem Tod wurde sein Name aus den Königslisten gelöscht, seine Bauten und Inschriften wurden vernichtet. Ganz offensichtlich wollte man jede Erinnerung an ihn unterbinden, ja man wollte so tun, als habe es diesen Pharao überhaupt nicht gegeben.

Wie konnte das geschehen? Was veranlasste die Ägypter dazu, die Geschichte Echnatons und seines religiösen Aufbruchs so vollständig aus dem Gedächtnis zu löschen, dass man sie erst nach Tausenden von Jahren wieder zur Kenntnis nahm? Wer war dieser Pharao und warum wurde sein Glaube an einen einzigen Gott, ein einziges religiöses Prinzip, in Ägypten verfemt?

Ägypten erlebte im sogenannten Neuen Reich während der 18. Herrscherdynastie eine der großen Blütezeiten seiner Geschichte. Der Staat am Nil war Weltmacht geworden. Mächtige Herrscher mit Namen Thutmosis und Amenhotep hatten ein Großreich geschaffen und gesichert. Als Amenhotep III., der Vater Echnatons, über Ägypten herrschte, war das Land die bedeutendste Macht der Welt. Unter ihm entfaltete der königliche Hof in der Hauptstadt Theben unermessliche Pracht. Der alte Pharao starb 1350 v. Chr. Sein Sohn bestieg als Amenhotep IV. den Thron. Noch ahnte niemand etwas von dem religiösen Sturm, den der neue König entfachen sollte.

Die Götter Ägyptens

Unzählige Göttinnen und Götter umgaben die Menschen Ägyptens. Jede Stadt besaß ihren Stadtgott, einzelne Götter waren zu landesweiter Bedeutung emporgestiegen. So herrschte der Gott Amun von Theben über ganz Ägypten. Er wurde meist in enger Verbindung mit dem mächtigen Sonnengott Re gesehen und galt als Amun-Re als größter der Götter. Den Handwerker- und Schöpfergott Ptah von Memphis verehrte man vielerorts, und der falkenköpfige Gott Horus wurde seit jeher durch den jeweils regierenden Pharao verkörpert. Ein kriegführender General verrichtete die Arbeit des Kriegsgottes Month. Den Intellektuellen, der des Lesens und Schreibens mächtig war, beschützte der Schreibergott Thoth. Für jeden Lebensbereich gab es Gottheiten, und jede war einzig in ihrer Art. Vor jeder versicherte der Priester:

> „Ich habe dein Wesen nicht dem eines anderen Gottes gleichgemacht."

In den Tempeln waren die Götter gegenwärtig. Der Tempel selbst symbolisierte den Kosmos. Hier verrichteten die Priester Rituale, die dazu dienten, die Schöpfung aufrecht zu erhalten. Auch den einfachen Bewohnern Ägyptens war klar, wie wichtig diese Rituale waren. Er musste sich auf sie verlassen, das Leben jedes Menschen hing davon ab. Es spielte keine Rolle, dass nur Priester Zutritt zu den Tempeln hatten. Der gewöhnliche Sterbliche war den Göttern bei den großen Festen nahe. Dann nämlich, wenn die Statue des Gottes unter dem Jubel der Menschen durch die Straßen getragen wurde. Neben den großen gab es volkstümliche Gottheiten, die Orakelfragen beantworteten und Opfergaben annahmen.

Mögen den Ägyptern ihre Götter in noch so vielen Erscheinungsformen begegnet seien, auffallend ist es, dass in ihren Weisheitslehren so oft nur von Gott in der Einzahl die Rede ist.

> „Übe keine Gewalttätigkeit unter den Menschen, denn Gott straft mit Gleichem … Nie ist menschliche Gewalttätigkeit verwirklicht worden, sondern das, was Gott angeordnet hat, geschieht."

So schrieb ein Gelehrter um 2350 v.u.Z, und 2000 Jahre später heißt es:

> „Der Mensch ist Lehm und Stroh, Gott ist sein Baumeister."

Für unsere Ohren klingen diese Worte nach einem einzigen Gott, die Ägypter haben aber damit vermutlich jeden Gott gemeint, der im konkreten Zusammenhang angesprochen werden sollte. Von der jeweils „zuständigen" Gottheit beschützt zu sein, bedeutete für die Menschen Trost und Sicherheit. Alltägliche Briefe wurden gern mit der Formel eingeleitet:

> „Heute geht es mir gut, das Morgen liegt in Gottes Hand."

Die neue Sonnentheologie

Amenhotep IV. wandte sich vom Glauben an viele Götter ab. Schon zur Zeit seines Vaters war der Sonnengott immer stärker in den Mittelpunkt des Universums gerückt.

Der tägliche Lauf der Sonne garantierte den Fortbestand der Welt und des Kosmos. Jeden Tag erneuerte so der Sonnengott sein Schöpfungswerk. Mehr noch: Da er Nacht für Nacht in die Unterwelt hinabstieg, erweckte er auch die Toten wieder zum Leben. Dort, in der Unterwelt, regenerierte er und überwand die Gefahren von Finsternis und Chaos, die durch ein riesiges Schlangenungeheuer, den Apophis, symbolisiert wurden. Bei dieser wichtigen Aufgabe standen ihm alle anderen Götter zur Seite. Es wurde während der 18. Dynastie sogar üblich, auch den Totengott Osiris als eine Form des Sonnengottes zu sehen. Der Sonnenlauf kann als Heilsgeschehen interpretiert werden, stellt der Ägyptologe Jan Assmann fest.

> „Hier hat der Begriff des Heils nicht den Sinn von Erlösung, sondern der Erneuerung und Inganghaltung. … Im Zentrum steht der Gedanke einer doppelten Überwindung: der Überwindung des Bösen, das in Gestalt des Wasserdrachens Apophis die Sonnenbarke mit Stillstand bedroht, und der Überwindung des Todes."

Die Vorstellung vom Sonnenlauf hatte sich im Lauf der Zeit verändert. Waren bisher alle Götter in das Heilgeschehen miteingebunden, so ist der Sonnengott nach neuem Verständnis allein.

> „Du hast dich am Himmel gezeigt, indem du allein bist."

heißt es in einem Gesang. Das bedeutete einen radikalen Wandel. Bisher hatte sich die Wirklichkeit aus dem Zusammenwirken der verschiedenen Götter geformt. Jetzt aber wurde das Leben mehr und mehr auf das Wirken eines Gottes zurückgeführt. Für Amenhotep IV. war dies Aton, die Sonnenscheibe am Himmel.

Anfangs durften auch die alten Götter noch neben Aton existieren. Der neue Gott war einzigartig, aber noch nicht einzig. Aber er war wichtiger als alle anderen. In einer Grabinschrift heißt es:

> „Man misst die Leistungen für jeden anderen Gott mit gestrichenem Maß, doch für den Aton misst man so, dass es überquillt."

Die Menschen erkannten die neuen Verhältnisse bald. Die sie umgebende Bilderwelt veränderte sich drastisch. Zuerst verschwanden die Mischgestalten aus menschlichen Körpern und Tierköpfen. Dann wurden andere Gottheiten überhaupt nicht mehr abgebildet. Nur noch die Sonnenscheibe gab es, deren Strahlen in Hände mündeten.

Der neue Stil

Sonderbar, vielleicht sogar furchterregend musste den Zeitgenossen die Veränderung bei der Abbildung des Königs vorgekommen sein. Die bis dahin geltenden Regeln wurden nicht mehr beachtet. Die Kolossalstatuen Amenhotep IV. schockieren mit dünnem Hals, überlangen Armen und Unterschenkeln, mit Brustansätzen, breiten Hüften und fetten Oberschenkeln. Die Geschlechtsorgane fehlen. Und doch sind diese Statuen weder Karikaturen noch gar naturgetreue Abbilder des Pharao. Der König wurde vielmehr dargestellt als Zwitterwesen zwischen Mann und Frau, was seine Natur als Allschöpfer, als „Mutter und Vater" seines Volkes, symbolisieren sollte.

Das Ende der Ära

Echnaton starb 1334 v.u.Z. Sein Glaube hatte keinen Bestand. Die brutale Verneinung der traditionellen religiösen Werte war mehr, als die Ägypter auf Dauer ertragen konnten. Die siebzehn Regierungsjahre Echnatons wurden nach seinem Tod als eine Zeit der Finsternis und des Verbrechens empfunden. Seine Nachfolger kehrten zum alten Glauben zurück. Ägypten versuchte, alles zu vergessen, was mit Echnaton zu tun hatte, ja, man verdrängte, dass er überhaupt existiert hatte.

(Unter Verwendung von Texten aus Jan Assmann: „Ägypten – eine Sinngeschichte" und Erik Hornung: „Die Religion des Lichts").

Neue Vorstellungen der Gegensätze in den westlichen Philosophien

In Persien tritt der große Religionsfürst und Philosoph Zarathustra (Zoroaster) auf den Plan und stellt eine Philosophie der Gegensätze und seine Lehre, den Mazdaismus, vor. Wann Zarathustra gelebt hat, ist unter Wissenschaftlern umstritten. Die meisten glauben, er lebte etwa zwischen 700 und 600 v.u.Z. und war somit ungefähr ein Zeitgenosse von Buddha, Konfuzius und Deutero-Jesaja.

Zu seiner Zeit wurden das erste Mal in der uns bekannten Menschheitsgeschichte Gegensätze als diametral gegenüberstehende philosophische Konzepte und Begrifflichkeiten verwendet (Licht – Nacht, Gut – Böse etc.). Diese sind jedoch ganz anderer Natur und in ihren Auswirkungen fast diametral verschieden zu den bei den Chinesen verwendeten Begriffen.

In seiner Jugend wurde Zarathustra von Dämonen und bösen Menschen verfolgt, aber er wurde vor diesen Nachstellungen gerettet – vielleicht deswegen, weil sie nur eingebildet waren. Als Zwanzigjähriger verließ er seine Heimat, um in der Wüste oder in den Bergen religiöse

Meditationen zu betreiben. Im Alter von 30 oder 40 Jahren erschien ihm am Flusse Daitya der Engel Voho Mano (oder Vohu Manah) und brachte ihn zum Thron des höchsten Gottes Ahura Mazdah, der sich ihm offenbarte. Zwölf Jahre lang versuchte der Prophet vergeblich, Anhänger für seine Lehre zu finden. In dieser Zeit hatte er noch mehrere Visionen und wehrte siegreich die Teufel ab. Erfolg hatte er erst, als es ihm gelang, den Fürsten Vishtaspa, dessen Gattin und schließlich den ganzen Hofadel zu bekehren. Er heiratete eine vornehme Frau und erlangte großen Einfluss im Staat. Zarathustra starb im Alter von 77 Jahren eines gewaltsamen Todes, als der feindliche Nachbarfürst Arytaspa in die Hauptstadt Vishtaspas eindrang.

Charakteristisch für die Lehre Zarathustras ist der Dualismus, der Glaube an zwei in etwa gleich mächtige Götter oder Prinzipien: das Gute und das Böse. Der Gott des Guten (der Reinheit, der Wahrheit, des Lichtes) ist Ahura Mazdah, der Gott des Bösen (der Lüge, der Finsternis) ist Ahriman oder Angra Mainyu. Man hat auch schon die Lehre des Zarathustra einen auf halbem Wege stehengebliebenen Monotheismus genannt. Zarathustra selbst sagt aber die Vernichtung des bösen Prinzips voraus; nur das gute Prinzip bleibe übrig. Also wird an Stelle des Dualismus einst der Monotheismus treten. Die Auseinandersetzung zwischen dem guten und dem bösen Prinzip dauert nach Zarathustra bis zum Weltende, dann erst wird das Böse und die Lüge überwunden und völlig vernichtet sein und die Wahrheit siegen (nach Richard Beiderbeck).

In den wesentlich älteren Überlieferungen der Sumerer kennen wir das Prinzip der Gegensätze des Zoroaster oder des chinesischen Yin Yang noch nicht. Es dauert eine ganze Weile, bis dieses Konzept in den anderen Kulturen der Antike auftaucht. Wir wissen aus den Überlieferungen, dass Sumer seit jeher weiten Handel getrieben hat und auch zur See sehr aktiv war. Es existieren Eintragungen der Tontafeln, nach denen die Sumerer weit nach Osten und nach Westen zogen. Ein Austausch von Handelswaren, aber auch von geistigen Ideen ist durchaus anzunehmen.

Ich möchte den Gedanken wagen und in einer vergleichenden Menschheitsgeschichte die Idee einbringen, dass um ca. 600 v.u.Z. ein fundamentaler Wechsel in der Anschauung der Welt durch den Menschen entstanden ist. Der Wandel hat seine größte Ausprägung in der anthropocosmischen Aussage der Gegensätze und in einem Abwenden vom

Polytheismus hin zum Monotheismus. Dies lässt sich bei vielen Hochkulturen ableiten.

Die Griechen trennten sich in dieser Periode von den althergebrachten Zöpfen der Vermenschlichung der Götter und ihrer Einmischung und Durchdringung mit den Menschen.

- *Xenophanes*, geboren ca. 570 v.u.Z., verwarf den anthropomorphen Polytheismus von Homer und Hesiod. Er argumentierte, dass der Mensch sich seine Götter nach seinem eigenen Bilde mache: „…die der Äthiopier sind schwarz und haben eine platte Nase, die der Thrakier haben blaue Augen und rotes Haar. Wenn Pferde oder Ochsen oder Löwen Hände hätten und Kunstwerke produzieren könnten, so würden sie Götter nach ihrem Vorbild machen…"

- *Pythagoras von Samos* lebte um 550 v.u.Z. Er war ein vielseitiger Gelehrter und begründete eine Art von Naturreligion. Seine Lehren wurden von der Schule der Pythagoräer verbreitet und weiterentwickelt. Seine Jünger lebten nach bestimmten Vorschriften, sie galten in der Antike als eine Art von „Hippies". Sie glaubten an die Unsterblichkeit der Seele und die Seelenwanderung. Sie glaubten, dass Gott die Welt nach Zahlen und Zahlenverhältnissen geordnet habe. *Nach ihrer Lehre besteht die Welt aus Gegensätzen. Was Einheit in diese Gegensätze bringt und sie zu einem Kosmos vereinigt, ist die Harmonie, und diese beruht auf Verhältnissen ganzer Zahlen, wie sie auch etwa in der Musik oder in der Geometrie auftreten.* Die Harmonielehre der Pythagoräer wurde zu Beginn der Neuzeit nochmals aufgegriffen und von Johannes Kepler (1608) in seinem berühmten Werk „Harmonices Mundi" zu einem großartigen Weltsystem vereinigt.

Ab jetzt ist es wesentlich einfacher, innerhalb der konzeptuellen Gegensätzlichkeit eine Kontrolle auszuüben, um unangenehme Zeitgenossen an den Pranger zu stellen. Man muss einen ungewünschten Zeitgenossen nur ‚Böse' nennen und sich selbst als ‚Gut' bezeichnen und schon hat man einen Schurken mehr und kann sich mit allerlei Gesetzmäßigkeiten auf die ‚richtige' Seite retten. Die Juden haben in ihrer Religion später als erste den Satan als die Personifikation des Bösen eingeführt. Vom Alten Testament wurde dieser in das Neue Testament übernommen. Selbst ein Christ später in der Magie – auch der weißen – handelt gegen Gott und ist somit Antichrist und steht im Bunde mit dem Satan.

Wenn man sich allerdings einmal das Gilgamesh Epos und eine Philosophie ohne Gegensätze (also in der Zeit vor Zoroaster und später, dem 6. Jahrhundert) verinnerlicht hat, dann kommt einem das nun ‚moderne' philosophische Weltbild der Gegensätze sehr eng und begrenzt vor. Ich werde das ungute Gefühl nicht los, dass mit dieser Gegensatz-Philosophie schon wieder einige Religionsfürsten eine subtil angelegte, geistige Unterordnung schaffen wollen und damit die Freiheit des geistigen Gedankens automatisch polarisieren und einengen. Besonders in einer philosophischen Umgebung, die teleologisch immer auf einen Ursprung und ‚Anfang' hinaus will – im Gegensatz zu den Chinesen, bei denen dieses Konzept nie eintritt!

Erkenntnisfindung bei den frühen Griechen

Bei den Griechen der früh-hellenistischen Periode ging es bereits um die Erkenntnisfindung und Stellung des Menschen in der Welt; praktisch jede Epoche hatte ihre Denker, die sich mit diesen Elementarfragen auseinander gesetzt haben. Es seien einige Beispiele der frühen griechischen Philosophie angeführt. Wer auf amüsante Art diesen Bereich vertiefen möchte, dem kann ich nur die Bücher von Luciano de Crescenzo empfehlen; er mischt Ernstes und Philosophie mit Heiterem, wie es seine griechischen Vorbilder auch teilweise taten. Ich musste beim Lesen eines seiner Bücher in einem Zug nach Genf so lachen, dass es für meine Mitfahrer schon peinlich wirken musste. Und das bei der Materie der Vorsokratiker!

- *Protagoras von Abdera* im 5. Jahrhundert sprach vom Menschen als dem Maß aller Dinge. Alle Erkenntnis ist durch den Menschen beeinflusst, und „Wahrheit" wird vom Menschen als solche gesehen; die Suche nach dem wahrhaft Wahren ist damit unsinnig.

- *Parmenides von Elea* im 5. Jahrhundert bringt den Dualismus von Sein und Nichtsein ins Spiel: Es existiert nur Seiendes, dieses ist erkennbar. Nichtseiendes ist nicht existent. Es hat deshalb auch keinen Sinn, über Nichtseiendes nachzudenken, da es nicht existiert. Denken ist Sein. Das Beispiel mit dem Nachdenken über das Leben nach dem Tod illustriert seine Logik: Während unseres Lebens ist das Sein nach dem

Tod nicht existent, also hat es auch keinen Sinn, darüber nachzudenken. Ist der Tod eingetreten, ist das Leben nicht mehr existent.

Wenn ich dieses Beispiel erwähne, muss ich immer an den Wettlauf der Schildkröte mit dem Marathonläufer Achilles denken: Sein Schüler, *Zenon von Elea* (geboren um 490), kann nachweisen, dass der Marathonläufer die Schildkröte bei einer Zeitvorgabe nie einholen kann, da der Abstand der beiden immer kleiner wird, aber eben nur kleiner, und somit der Marathonläufer die Schildkröte nie überholen kann.

- *Platon* (um 427 bis ca. 347 in Athen) abstrahiert vom Sinneserkennen hin zur logischen Abstraktion und sieht die Form oder Idee als das höchste Ziel an. Dem Denken stellt er die gegenständliche Welt der Form oder Idee als unwandelbar, ewig und wahrhaft gegenüber, der Wahrnehmung steht die Sinnenwelt als körperlich und wandelbar gegenüber.

Die grundsätzlichen Unterschiede der Weltanschauung zwischen Ost und West

Bei all den geistigen Auseinandersetzungen bleibt der Ansatz der Griechen fundamental verschieden von dem der Chinesen und der östlichen Kulturen aller Epochen:

> Bei allen mehr westlichen Völkern findet man immer ein teleologisches Prinzip, in Forschen und Fragen nach dem Ursprung, nach dem Ersten – wie dem Anfang der Welt, dem Ursprung alles Seins und dem ‚Unbewegten Erstbeweger' bei Aristoteles, den er in letzter Konsequenz ‚Gott' nennt und vermeintlich seine Existenz beweist.

Die *östlichen* Hochkulturen kennen dieses Vorgehen nicht. Sie sind integrierend, sehen den Menschen als integralen Bestandteil seiner Welt (ohne dabei den Schwachsinn eines anthropischen[1] Prinzips – wie so oft in westlicher Philosophie – zu postulieren), und sind harmonisierend. Sind die westlichen Hochkulturen immer Streiter im Geiste, so suchen

---

[1] Die Literatur spricht seit 1961 bei dieser Darstellung vom „anthropischen Prinzip", d.h. der Forderung, dass ein Universum wie das unsere einen Beobachter hervorbringen *muss*, um existent zu sein!

die östlichen Völker den Konsens. Die chinesische Philosophie tut sich wesentlich leichter, indem sie den Fluss des Werdens mit dem Vergehen als unabdingbar zusammenhängend sieht. Ich sehe in der Darstellung der Gegensätze der Chinesen ein völlig anderes Bild des Menschen. Nie nimmt das Gute oder das Böse in der chinesischen Mythologie überhand, es ist immer ein Weniger und Mehr, einmal des Einen, einmal des Anderen. Hinzu kommt der stetige Wandel als Grundkomponente der Philosophie, in den der Mensch immer eingebunden ist und ein Seins-Produkt darstellt.

Westliches Erkenntnisstreben in der Neuzeit

In den westlichen Philosophien bleibt der Konflikt zwischen dem Anspruch des Alleswissen- und Erkennen-Wollens und der Einsicht, dies nicht zu vermögen, durch die Jahrhunderte hindurch erhalten, wenn auch über 1000 Jahre lang in den „finsteren" Jahren des westlichen Mittelalters vom 4. bis 15. Jahrhundert dies nur unterschwellig zum Ausdruck kommen konnte, da die christliche Machtstellung dies nicht zuließ und alles geistige Freidenken unterdrückte.

In der westlichen Welt kann man den Beginn der heutigen Wissenschaft und das dazugehörige philosophisch-geistige Gerüst in der Renaissance erkennen. Aufbauend auf den hervorragenden arabischen Forschungen während der „dunklen" Phase des christlichen Mittelalters, regten sich mit dem Beginn der Renaissance erste zaghafte Versuche, dogmatischen Unfug und lachhafte Vorstellungen von unserer Welt über Bord zu werfen.

Eine Definition für die andere Art, den Menschen in der Renaissance zu sehen, gibt *Etienne Gilson* (1884-1978) in „Les Idées et les Lettres":

- Der Unterschied zwischen der Renaissance und dem Mittelalter ist nicht eine Differenz durch Addition, sondern durch Subtraktion. Die Renaissance ist nicht das Mittelalter plus der Mensch, sondern das Mittelalter ohne Gott, und die Tragödie besteht darin, dass – indem die Renaissance Gott verlor – sie auch den Menschen verloren hat.

Der Nobelpreisträger *Ilya Prigogine* (1917-2003) fasst das Verständnis unserer modernen Wissenschaft wie folgt zusammen:

- Wissenschaft basiert auf Ursache und Wirkung, die Zukunft wird durch die Gegenwart bestimmt: eine exakte Studie der Bedingungen und Anfangsbedingungen der Gegenwart erlaubt es uns, die Zukunft genau zu bestimmen. Diese These war niemals mehr als eine theoretische Möglichkeit; die scheinbar unendliche Anwendung dieser Prinzipien formte das Bild unserer wissenschaftlichen Welt, wir können es den Mythos der Grundfesten klassischer Wissenschaft nennen. Für fast alle Wissenschaftler unserer Welt, inklusive Einstein, stellte Wissenschaft einen Versuch dar, über die Welt der Erscheinungen hinaus, eine zeitlose Welt supremer Rationalität zu erreichen.

Dies bedeutet: Wissenschaft hat seine Quellen im Determinismus.

Karl Popper (1902-1994), vielleicht der größte Naturphilosoph unserer Zeit, beschreibt die Verankerung des Konzeptes „Determinismus" in den Naturgesetzen:

- Historisch gesehen, kann man wissenschaftlichen Determinismus als Resultat des Ersetzens der Vorstellung von Gott durch die Vorstellung der Natur verstehen, und die Vorstellung göttlicher Gesetze durch die Naturgesetze ersetzen. Die Natur, oder vielleicht die Gesetze der Natur, sind allmächtig, allwissend: Natur erklärt alles, Natur regelt alles. Im Gegensatz zu Gott, der nur durch Offenbarung sich dem Menschen öffnet, können die Naturgesetze durch den menschlichen Geist eingesehen und durch Experimente und Versuche verstanden werden. Kennen wir die Gesetze der Natur, können wir die Zukunft vorhersagen, basierend auf den vorgegebenen Daten – durch rein rationale Methoden.

Sir Isaac Newton (1643-1727) war der erste große Wissenschaftler des Determinismus. Seine Theorie der Gravitation manifestierte das Gebiet der Mechanik, den Kern der klassischen Physik. Es stellte ein Paradigma, ein erweitertes Modell auf, welches die Wissenschaft immer wieder nachahmte. Newton stellte die Wissenschaft als das Gebiet eines geordneten, mechanistischen Universums dar; als ein Universum, welches so gleichmäßig und geordnet ist wie der Lauf einer Uhr.

Die Anwendung dieses Paradigmas hat der modernen westlichen Wissenschaft uneingeschränkten Erfolg beschert. Seit 300 Jahren haben Wissenschaftler die Vorgehensweise Newtons angewandt, um neue Gebiete des Wissens zu erforschen. Rechtfertigt dieser Erfolg aber unseren Glauben, dass das Universum, der Kosmos wirklich deterministisch ist?

Der große englische Physiker *James Clark Maxwell* (1831-1879) äußerte bereits 1873 Zweifel an dieser Auffassung, indem er darlegte, dass die Auswahl der Sicht auf die Naturvorgänge einseitig ist: Wissenschaftler wählen bewusst Vorgänge aus, welche den Uhrwerksmechanismus des Universums unterstreichen. Ihre Argumentation beinhaltet das Diktum, dass kleine Änderungen in den Anfangsbedingungen z.B. einer Bewegung nur kleine Änderungen des Endresultates bewirken. Diese falsche Sicht durch bewusste Auswahl der Vorgänge half dem Determinismus auf ungemeine Weise. Der klassische Determinismus hat selbst die Relativitätstheorie und die Quantentheorie überdauert, wenn auch mit zusätzlichen Nuancen im Verständnis um den Determinismus.

Heute kennen wir die Arbeitsweise der Forscher in genau dieser Form. Experimente werden so ausgewählt und mit Anfangsbedingungen ausgestattet, dass sie immer die Resultate zeigen, die von ihren Urhebern gewünscht werden. Die Statistik mit ihren ausgefeilten Darstellungsmöglichkeiten trägt ihren Teil dazu bei, dass das mechanistische Modell Newtons weiterhin des Forschers liebstes Kind bleibt.

Ausblick und neue Konzepte zur Ganzheitlichkeit

Entdeckungen der letzten 30 Jahre haben gezeigt, dass fundamentale Konzepte – wie z.B. Determinismus und Vorhersagbarkeit – radikal verschiedene Bedeutungen gegenüber den traditionellen Vorstellungen erlangen können. Eine Begriffsrevolution hat sich durch die Wissenschaften hinweg ausgebreitet und in Bereiche geführt, die vormals als außerhalb der Begriffswelt der Wissenschaften liegend angesehen wurden.

Diese konzeptuelle Revolution hat ihre Wurzeln in unterschiedlichen Domänen, welche auf kürzlich (wieder-)entdeckte Phänomene stößt, die anfangs seltsam, bizarr und sicherlich nicht intuitiv sind (Bemerken Sie die Verwendung ähnlicher Begriffe wie in der Darstellung der chinesischen Philosophie?):

- Chaos
- Fractale
- Selbstorganisation.

Ein neues Bewusstsein prägt uns im 21. Jahrhundert, das die Ganzheitlichkeit der Naturvorgänge um uns herum zu erklären versucht und solche ganzheitlichen Phänomene beschreiben will. Es genügt nicht mehr, wie bislang, sich die Welt idealisiert vorzustellen in Quadern, Kugeln und Kegeln. Sehr alte, ungelöste Probleme, wie die Länge einer Küste, das Vielkörperproblem und der Übergang von einer Dimensionalität in die andere finden mittels Elementen aus der Chaos-Theorie eine Erklärung – und eine Quantisierungsmöglichkeit. Fractale zeigen uns, was in nicht-ganzzahligen Dimensionen entsteht und zeigen auf, wie man das Problem der Länge einer Küste angehen kann. Die Selbstorganisation lässt uns verstehen, was passiert, wenn z.B. ein Sandhaufen durch Hinzuschütten von mehr Material ausbricht und wie von selbst wieder zu einem ‚ordentlichen' Sandhaufen findet.

Die Theorie der nicht-linearen Systeme, wie die Chaos-Theorie auch genannt wird, kann ein Hilfsmittel zum Verständnis der Welt um uns herum sein. Sie will nicht nur qualitativ, sondern auch quantitativ Ereignisse beschreiben, die mit herkömmlichen Methoden nicht oder nur in ihrem idealisierten Umfeld dargelegt werden können.

Man kommt nicht umhin, die Weit reichenden Implikationen dieser Theorie hinein in die Philosophie und Stellung des Menschen in seiner Welt zu untersuchen, da sie fundamentale Veränderungen im Begriffsumfeld[2] unserer Wissenschaft und in unserem Selbstverständnis hervorruft.

Wie verstehen wir Wissenschaft heute? Die Vertreter beiseite gelassen, welche in der Wissenschaft unser einziges zukünftiges Seelenheil sehen, erweist sich die Praxis der Wissenschaft als Reduktion von Komplexem auf weniger Komplexes, aus der Vielfalt der Parameter der Systemeinflüsse auf die Vereinfachung und Rückführung auf das sog. „Wesentliche" oder Modellhafte, auf Gemeinsamkeiten, welche in (fast) allen Strukturen oder Systemen vorliegen. Dabei wird abstrahiert, weggelassen und vereinfacht – leider meist zu sehr vereinfacht, da man komplexe Vorgänge nicht in all ihren Freiheitsgraden beherrscht. Man bedient sich sogenannter Modelle – meist einfache geometrische Formen, um eine Reduktion auf ein abstraktes Gebilde der Wirklichkeit vorzu-

---

2 Die unten verwendeten Begriffe: „Komplexes", „Parameter", „Reduktion", „Systemeinflüsse", „Modellhaftes", usw. unterliegen in der Chaos-Theorie neuen Bedeutungen.

nehmen. Was übrig bleibt, ist dann eine anschauliche, in Formeln verpackte „Wirklichkeit“. Leider ist diese Wirklichkeit nur scheinbar.

Oder hat jemand schon einmal die mathematische oder chemische Formel eines Buchenblattes gesehen? Wie beschreibt man den Vorgang des Flatterns einer Fahne im Wind? Dabei sind die Freiheitsgrade bei der Fahne wirklich nicht viele: Das Tuch ist von einer bestimmten Stärke, hat eine beschreibbare Größe in Zentimeter, ist noch dazu meist starr an einem Stock mit einem bestimmten Durchmesser befestigt; hier gibt es schon die ersten Probleme: die Verwirbelung der Luft bei der Geschwindigkeit $v^{(Luft)}$ mit dem Betrag (x) aus dem Windangriffswinkel (y) und den Anfangszuständen $(u^{t=0}, v^{t=0}, w^{t=0})$ als Raumwinkel, Stärke und Drehmoment. Und wie gut können wir die Eingangswerte wirklich bestimmen? Um die folgende mehrhundertseitige Dissertation hiermit von vorneherein abzuschließen: Die Beschreibung dieses Vorganges ist bis heute noch niemandem gelungen.

Die uns umgebende Welt ist komplexer, vielseitiger und vielversprechender als Formeln und Formen aus Reduktionsmechanismen à la Euclid und Newton mit Dreiecken, Vierecken, Kreisen und Kegelschnitten. Bäume sind eben keine Dreiecke, Wolken keine Kugeln, Baumrinde ist nicht eben, um Benoit Mandelbrot, den „Entdecker“ der Fractalgeometrie zu paraphrasieren. Die neue Erkenntnis und die daraus folgende Theorie der unstetigen Systeme (sehr vorsichtig mathematisch als Chaos-Theorie umschrieben) zeigt uns vermehrt auf, dass u.a. Naturphänomene wie Wetter, Blutgefäße und auch Börsenkurse (gehören ja heute auch schon zur Natur, zumindest wenn man das ständige Berieseln durch NTV und CNN sieht) nicht mittels hergebrachter Mathematik und Formalistik beschrieben werden können, doch aber nach Gesetzmäßigkeiten ablaufen. Der Wandel und die stetige Veränderung sind die Grundbausteine dieses neuen Denkens.

Die Rolle des Menschen muss in dieser neuen, komplexen Welt der ganzheitlichen Vorgänge neu formuliert werden. Da diese Welt auch vom stetigen Wandel bestimmt ist, täte der Mensch gut daran, bei den alten chinesischen Überlieferungen eine Anleihe zu nehmen.

Aphorismen und Verbindendes sowie Seltsames

In Lebensfluten, im Tatenstrom
Wall' ich auf und ab
Webe hin und her!
Geburt und Grab,
Ein ewiges Meer,
Ein wechselnd Weben,
Ein glühend Leben:
So schaff' ich am sausenden Webstuhl der Zeit
Und wirke der Gottheit lebendiges Kleid.

J.W. von Goethe, *Faust I*, Szene des Erdgeistes

COBE – Cosmic Background Explorer

Der COBE-Satellit wurde vom NASA Goddard Space Flight Center entwickelt zur Messung der diffusem Infrarot- und Mikrowellenstrahlung des frühen Universums bis zu den Grenzen unserer astrophysikalischen Umgebung. COBE wurde am 18. November 1989 gestartet und trug drei Instrumente: das Diffuse Infrared Background Experiment (DIRBE) zur Erforschung der kosmischen Infrarot Hintergrundstrahlung, einen Differential Microwave Radiometer (DMR) zur empfindlichen Kartografierung der kosmischen Strahlung, und einen Far Infrared Absolute Spectrophotometer (FIRAS), um das Spektrum der kosmischen Mikrowellenstrahlung mit einem genauen schwarzen Körper zu vergleichen. Jedes COBE Instrument bescherte uns eine große kosmologische Entdeckung. Das uns hier interessierende Bild zeigt die 53 GHz Karte der Strahlung des Universums vor Abzug der Dipole, einmal in der üblich verwendeten Form in Publikationen:

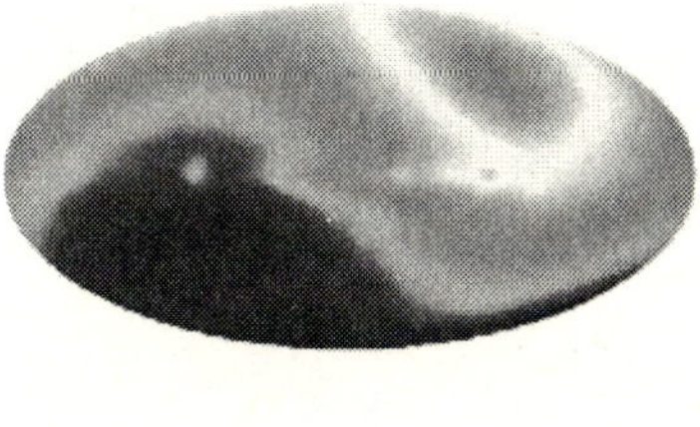

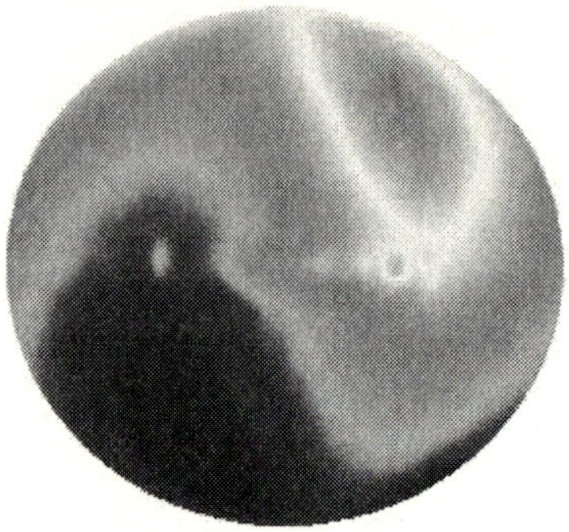

oder, in eine Darstellung eines Kreises gebracht. An was erinnert dieses Bild? Die Ähnlichkeit mit dem Yin Yang ist frappierend, auch wenn ich keine Erklärung dafür abgeben kann.

Die Unschärferelation von Werner Heisenberg

Heisenberg entdeckte die nach ihm benannte „Heisenbergsche Unschärferelation", die etwas ganz Ungewöhnliches in die Physik einführte: die Unbestimmtheit. Er stellte fest, dass die Messgenauigkeit bei Experimenten – unabhängig von der Qualität der Apparaturen – beschränkt ist. Dass man den Ort und den Impuls eines Teilchens grundsätzlich nicht gleichzeitig exakt messen kann: je genauer die Messung des Orts, desto ungenauer die des Impulses und umgekehrt.

Egal ob Unschärferelation, statistische Interpretation oder Komplementarität: Die Aussagen sind zwar nicht identisch, aber ineinander verwoben. Und alle führen zum gleichen Ergebnis: Die klassische Physik wird auf den Kopf gestellt. Newtons deterministisches Weltbild – alles ist voraussagbar, da alles messbar ist – das seit Max Planck zu Beginn des 20. Jahrhunderts mehr und mehr ins Wanken geriet, ist gekentert. Nicht aufregen, liebe Baustatiker: Newtons Gesetze sind weiterhin gut anwendbar – die Äpfel fallen weiterhin nach unten… (Aus einer Rede zum Hundertsten Geburtstag Werner Heisenbergs von Birgit Bomfleur).

Aus einem Bericht in den chinesischen Annalen der Astronomie

Stellen Sie sich vor, Sie wachen kurz vor Sonnenaufgang auf und werden durch einen neuen Stern am Tageshimmel nur wenige Grad vom Mond entfernt begrüßt. Dieser „Gast-Stern“ war so hell, dass er sogar am Tage gesehen werden konnte. Der Bericht beschreibt einen Stern, der am 4. Juli +1054 nahe Zeta Tauri erschien „im ersten Jahr der Periode chi-ch'ou, ein Gast Stern erschien … Nach mehr als einem Jahr wurde er langsam unsichtbar.“ Heute erscheint uns der Crab Nebel im Teleskop als schwach leuchtender, ovaler Fleck und trägt den Katalogeintrag M1 bei Messier.

Prof. (chin.) Sui Qingbo

TCM – QiGong – Lebenspflege

Eine Einführung

In den letzten 10 Jahren sind in Deutschland wie auch in China Veränderungen im Gesundheitswesen und eine Entwicklung hin zu einer – wie in Deutschland gerne gesagt wird – „sanften Medizin“ festzustellen. Es werden in diesem Zusammenhang vom Einzelnen mehr Eigenverantwortung und Eigeninitiative bei der Gesundheitserhaltung erwartet. Gesundheitspolitische Reformen unterstützen auch ein größeres Engagement der Menschen für präventive Maßnahmen.

Wenn wir Bewegung und gesunde Ernährung in unseren Alltag integrieren, können wir täglich etwas für unsere persönliche Gesundheitsförderung tun. Die Jahrtausende alten ganzheitlichen Konzepte der sogenannten Traditionellen Chinesischen Medizin bieten dabei interessante Ergänzungen und Alternativen – dies gilt insbesondere für die ihr zu Grunde liegende ganzheitliche und gesundheitsfördernde Denkweise.

China hat in den letzten Jahren auch von den Erkenntnissen und Leistungen der westlichen, technisch hoch entwickelten Medizin profitieren können. Heute wird allerdings zunehmend auf eine sinnvolle Integration der unterschiedlichen Systeme – westliche und Traditionelle Chinesische Medizin – hingearbeitet.

Ein bekanntes Grundlagenwerk der chinesischen Medizin ist das „Innere Werk des gelben Kaisers“. Bereits vor 2000 Jahren wurden hier umfassende Empfehlungen zur Erhaltung der Gesundheit, zur Behandlung im Krankheitsfall sowie zur allgemeinen gesunden Lebensführung gegeben. Im Chinesischen wird das mit dem Begriff YangSheng – „Lebenspflege“ – bezeichnet. Die folgenden Ausführungen sollen zum besseren Verständnis des ganzheitlichen Ansatzes und der zeitlosen Gültigkeit des Werkes dienen.

Das „Buch des Gelben Kaisers zur inneren Medizin“

Das „Buch des Gelben Kaisers zur inneren Medizin“ (黄帝内经 HuangDiNeiJing) ist möglicherweise das älteste Werk über Lehren der Traditionellen Chinesischen Medizin. Wahrscheinlich entstand es etwa um 200 v. Ch. in der „Zeit der Streitenden Reiche“.

Das Werk besteht aus mehreren Büchern und stellt nicht nur eines der umfangreichsten und ältesten medizinischen Werke der Welt dar, sondern auch eine wertvolle Dokumentation der Entwicklung der Philosophie, die für die chinesische Kultur und die Denkweise in der Traditionellen Chinesischen Medizin und für die Lebenspflege grundlegend ist. Das Buch des gelben Kaisers gilt bis heute als theoretisches Grundlagenwerk.

Die Ähnlichkeit und Verbundenheit des Menschen mit allen Erscheinungsformen der Natur sowie die Ganzheitlichkeit von Körper und Geist werden betont und erläutert.

Der Ursprung der Welt

Das Qi ist der Ursprung aller Dinge[1]: Geformtes Qi verwandelt Jing (精) – die Essenz der geformten Materie – auf so vielfältige Weise, dass auf diese Art alle materiellen Dinge entstehen. Alle Phänomene im Universum sind Produkte, die von JingQi nach dem Naturprinzip erzeugt werden. Das JingQi hat zwei sich stets gegenseitig beeinflussende Bestandteile: Yin und Yang. Das Zusammenwirken der beiden Kräfte bewirkt alle Veränderungen, sowohl das Entstehen als auch das Sterben.

Krankmachende Störungen

Krankmachende Störungen können das dynamische Gleichgewicht zwischen Yin und Yang beeinträchtigen und schädigen. Gerät die Balance zwischen Yin und Yang aus dem Gleichgewicht, wird die Lebenskraft geschwächt.

Mögliche krankmachende Störungen, die dem Yang zugeordnet werden, sind Kälte, Wind, Regen und Sommerhitze. Typische Yin-Störungen werden durch falsche Ernährung, ungünstige Wohnverhältnissen oder eine falsche Lebensweise begünstigt. Auch übermäßige Freude oder Wut können Störungen hervorrufen (diese können sowohl Yin- oder Yang-betonte Störungen verursachen).

---

1 Kapitel: 素问 SuWen 气交变大论 QiJiaoBianDaLun.

Die Yin Yang- und die 5-Elemente-Lehre

Yin Yang und die 5-Elemente[2]-Lehre sind Modelle, die auf der Basis von Naturbeobachtungen abstrahiert und zusammengefasst wurden. Bezogen auf die konkrete medizinische Praxis werden sie als Leitlinie und Kerntheorie für die Traditionelle Chinesische Medizin verwendet. Weiterhin dienen sie als Modell des menschlichen Systems.

Das „Buch des Gelben Kaisers zur inneren Medizin" hat das komplexe Zusammenspiel von Mensch und Natur, von Mensch und Gesellschaft als Yin und Yang, als zwei untrennbare Teile, abstrakt vereinfacht. In der Zweiteilung ist die unendliche Komplexität des menschlichen Lebens verborgen, indem Yin und Yang jeweils wieder in eine weitere Ebene Yin und Yang eingeteilt werden können. Dabei werden die sich ergebenden Stufen und Schichten des Systems dynamisch gesehen. Yin und Yang beeinflussen und bedingen sich gegenseitig, hängen voneinander ab, wirken aufeinander und halten einander zusammen. Die dem Yin und Yang zugeschriebenen Bewegungen – wie Steigen und Sinken – zeigen sich in den „5 Phasen" oder „5 Elementen" wieder. Die Yin-Yang-Bewegungen wirken dabei auf die Zirkulation und Entwicklung in den fünf verschiedenen Phasen entweder erzeugend (fördernd) oder einschränkend (störend) aufeinander.

Die Rede von Steigen und Sinken, Erzeugen und Einschränken bezeichnet die Richtungen der möglichen Beeinflussung

Die 5-Elemente-Lehre kann als ein System verstanden werden, das durch die Koordinierung und dynamische Zirkulation innerhalb der 5 Elemente ein relativ stabiles Gesamtsystem erzeugt. Diese Stabilität durch die innere Wechselwirkung spiegelt sich dann auch in unserer Gesundheit wider.

QiGong und Lebenspflege

Das Thema QiGong und Lebenspflege, wird im „Buch des Gelben Kaisers zur inneren Medizin" in mehreren Kapiteln ausführlich dargestellt. Hierdurch wird deutlich, dass QiGong – als Methode zur Vorbeugung,

2 Die fünf Elemente, von denen hier die Rede ist, sind Holz, Feuer, Erde, Metall und Wasser.

Heilung und Gesundheitsförderung – bereits vor 2000 Jahren ein zentrales Thema in Betrachtungen zur gesunden Lebensführung darstellte.

Im 1. Kapitel (上古天真论 ShangGuTianZhenLun) wird über die Lebenspflege, Vorbeugung von Krankheiten und Gesundheitsförderung gesprochen. Die wesentlichen Aussagen werden im Folgenden zusammengefasst:

1. Erforschung der Lebenspflege und der verlängerten Lebenserwartung

Wie kann der Mensch gesund und länger leben? Das ist eine seit alter Zeit bis in die Gegenwart immer wieder gestellte Frage.

Nach der Traditionellen Chinesischen Medizin (TCM) folgt der Lebensprozess – angefangen mit der Geburt, über das Aufwachsen und Altern, bis zum Sterben – der universellen „Regel der Natur". Dieser Regel kann sich der Mensch nicht widersetzen. Aber das Verlangsamen des Alterns und die Verlängerung der Lebenserwartung sind durchaus möglich.

Und eben das ist das Ziel der Lebenspflege: die optimale Entwicklung der Lebensenergie, Vorbeugung von Krankheiten, Stärkung der Konstitution und Vermeidung von frühen Altersbeschwerden: ein möglichst langes Leben bei optimaler Lebensqualität.

2. Methoden der Lebenspflege und die ihnen zugrunde liegende Philosophie

Nach der „ganzheitlichen Sicht" des „Buches des Gelben Kaisers" werden der Mensch und die Natur als Einheit betrachtet. Sowohl die Vorbeugung als auch die Heilung von Krankheiten müssen, so heißt es dort, den Naturgesetzen folgen, nämlich an den Wechselwirkungen und den damit verbundenen Veränderungen zwischen Yin und Yang ausgerichtet sein. Dabei müssen auch jegliche Umwelteinflüsse wie z.B. extreme Klimaveränderungen berücksichtigt werden.

Der Geist und der Körper sollten beide gepflegt werden. Denn ein kranker Körper kann nur dann genesen, wenn auch der Geist berücksichtigt wird: „Die Gedanken sollen ständig klar und ruhig sein." Das aktiviert die Lebenskraft (真气 ZhenQi) und harmonisiert sie. „Der Geist" wird auf diese Weise „bewahrt" und nicht übermäßig „verbraucht". Auch der menschliche Wille soll sich stets frei entfalten, die Begierde (die ja ein Übermaß an Wollen repräsentiert) soll gleichzeitig reduziert werden. Wenn die Psyche beruhigt ist, verschwinden Ängste und Spannungen. Betont wird, dass man niemals – in welcher Hinsicht auch immer – übertreiben sollte. Einem geistig und körperlich ausgeglichenen Menschen wird das Essen – ob feine oder einfache Speisen – immer schmecken, seine Gedanken werden klar und unbeschwert, er wird gegen jede Art von „Überwucherung" geschützt sein.

In diesem Sinne der Lebenspflege soll das angeborene Qi, das sogenannte Nieren-Qi, besonders beschützt und gepflegt und nicht unvernünftig verbraucht werden.

Beobachtungen des Phänomens des zu frühen Alterns haben gezeigt, dass u.a. übermäßiger Alkoholgenuss, aber auch übertriebener Wasserkonsum, chaotischer Lebensrhythmus und übertriebenes Sexualleben das JingQi zu schnell erschöpfen lassen.

Das 2. Kapitel (四气调神大论 SiQiTiaoShenDaLun) ist den Methoden der geistigen und körperlichen Pflege unter Berücksichtigung der vier Jahreszeiten gewidmet.

Geistige und körperliche Pflege und Regulierung nach dem „Vier Jahrzeiten-Prinzip"

Die Mediziner der alten Zeit haben durch die Lebenspraxis erkannt, dass die Natur dic Quelle des menschlichen Lebens ist. Alle Veränderungen der Natur beeinflussen den menschlichen Körper – sowohl direkt als auch indirekt. In diesem Kapitel werden die konkreten Methoden der geistigen und körperlichen Pflege unter der Berücksichtigung des Jahreszeitenwechsels behandelt:

Die drei Monate des Frühlings sind eine Zeit, in der alle Dinge in der Natur wachsen, die Natur ist von Lebendigkeit erfüllt. Alles blüht und gedeiht. Nach den Empfehlungen des „Gelben Kaisers" sollten die Menschen in dieser Zeit früher aufstehen und früh ins Bett gehen, wenn möglich, im Garten spazieren gehen, ihre Haare und Kleidung lockern und den Körper dehnen. So passt man sich geistig und körperlich dem frühlingshaften Zustand der Natur an. Das vom Frühling erweckte wachsende und gedeihende Qi darf nicht eingeschränkt werden. Wird dieser „Frühlingsregel" der Lebenspflege nicht entsprochen, wird das Leber-Qi beeinträchtigt und die Lebenskraft für das sommerliche Wachsen und Nähren verhindert. Dadurch können im Sommer „Kältekrankheiten" entstehen.

Die drei Sommermonate stehen für das Gedeihen und die vollständige Entfaltung aller Dinge. Alle Pflanzen blühen und tragen Früchte. Auch in dieser Zeit sollen die Menschen zeitig ins Bett gehen und früher aufstehen. Man sollte den heißen Tag nicht verabscheuen und versuchen, trotz der Hitze gelassen zu bleiben. Der Geist soll sich im Sommer genauso frei entfalten, wie sich alles in der Natur zu dieser schönen Zeit entfaltet. Das sommerliche Schwitzen ist eine Art Austausch zwischen der Haut mit ihren Schweißporen (腠理 CouLi) und der Natur. Passt man sein Verhalten dem Wesen des Sommers nicht an, wird das Herz-Qi verletzt, und im Herbst ist dann frühzeitig mit Krankheiten zu rechnen; da die Lebenskraft für die Verteilung des Qi (收气 ShouQi) durch die Mißachtung der „Sommer-Regeln" schon im Herbst fehlt, können im Winter noch weitere Krankheiten auftreten.

Die drei Monate im Herbst sind eine Zeit, in der alle Pflanzen stabil wachsen und dann geerntet werden. Das himmlische Qi ist in dieser Zeit besonders klar. Der Wind wird im Herbst heftiger und kräftiger, auch das Qi von der Erde wird „frisch". Im Herbst sollte man früher ins Bett gehen und früher aufstehen, ähnlich dem Lebensrhythmus eines Hahnes. Dadurch wird der Geist ruhig und bleibt stabil. Auch das Eindringen des schwächenden Herbst-Qi (肃杀 SuSha) wird auf diese Weise vermieden. Das geistige Qi soll sich im Herbst zurückziehen, ruhig werden und sich von äußeren Faktoren nicht beeinflussen lassen, so dass das Lungen-Qi (清肃 QingSu) entsprechend rein und zurückhaltend bleiben kann. Die Missachtung der „Regeln des Herbstes" führt zur Verletzung des Lungen-Qi; die Folge sind Krankheiten wie Verdauungsstörungen und Durchfall, die im Winter entstehen können. Auch die Lebenskraft für das „Schließen und Speichern" im Winter wird durch die Nichtbeachtung der Regeln reduziert.

Die drei Monate im Winter stehen für eine Zeit des Schließens und Speicherns aller Dinge. In der Natur manifestieren sich im Winter verschiedene Kälte-Phänomene wie Eis und Schnee. Der Winter ist eine Zeit der Ruhe. Die Menschen sollen sich der winterlichen Ruhe anpassen und das YangQi nicht stören. Sie sollten früher ins Bett gehen und später – erst nach dem Sonnenaufgang – aufstehen. Im Winter sollte man seine Energie innerlich speichern und sich vor dem Eindringen der winterlichen Kälte schützen. Aber man darf seine Wohnung nicht so warm werden lassen, dass der Körper schwitzt; das würde das gespeicherte Qi wieder nach außen treiben. Handelt man gegen die „Winter-Regeln", wird das Nieren-Qi geschädigt. Dadurch können im kommenden Frühling leichter Krankheiten entstehen. Die Lebenskraft für das Wachsen und Gedeihen im Frühling wird dadurch ebenfalls vermindert.

Die Yin- und Yang-Veränderungen während der vier Jahreszeiten sind die wesentliche Antriebskraft für das Wachsen, Gedeihen, Stabilisieren, Ernten und Speichern.

3. Die Vorbeugung von Krankheiten (治未病 ZhiWeiBing)

Die Vorbeugung von Krankheiten und die Behandlung, bevor Krankheiten entstehen, sind zentrale Themen des gesamten Werks. Im „Buch des Gelben Kaisers zur inneren Medizin" werden sowohl detaillierte Überlegungen zur frühzeitigen Diagnose und Vorbeugung von Krankheiten angestellt als auch zum Umgang mit den auftretenden Krankheiten. Im Folgenden wollen wir uns einen kleinen Überblick über diese Teile des Buches verschaffen.

Vorbeugung von Krankheiten

Im alltäglichen Leben sollte der gesamte Lebensrhythmus – dazu gehört die Regulierung der Ernährung, der Arbeitszeit und -weise und der seelischen Verfassung – so „eingestellt" werden, dass die Lebenskraft stets gefördert und nicht unnötig verbraucht wird. Auf diese Weise werden krankmachende Störungen vermieden. Man sollte nicht passiv warten, bis eine Krankheit entsteht, und erst dann handeln, sondern stets aktiv den Krankheiten vorbeugen.

Der menschliche Organismus wird oft mit einem Staatsgefüge verglichen: Man muss ihn vernünftig regieren, damit ein chaotischer Zustand erst gar nicht auftreten kann.

Die Einnahme von Medikamenten nach der Entstehung einer Krankheit ist ähnlich wie die Führung eines Staates, nachdem Unruhen bereits ausgebrochen sind. Man kann es auch so ausdrücken: Wenn man erst dann daran denkt, einen Brunnen zu graben, wenn man Durst hat, ist es bereits zu spät.

Frühzeitige Diagnose

Eine Krankheitsbehandlung sollte so schnell wie eben möglich erfolgen, weil die krankmachenden Störungen im Anfangsstadium oft noch relativ leicht zu beherrschen sind. Die Lebenskraft ist dann noch reichlich vorhanden, und die Krankheit lässt sich leichter behandeln. Haben sich die krankmachenden Störungen bereits verstärkt und im Körper ausgebreitet, ist die Lebenskraft geschwächt. Dies verlangsamt die Genesung und kann unter Umständen lebensgefährlich werden.

Beherrschung der pathologischen Veränderungen

Bevor eine Krankheit behandelt werden kann, müssen die pathologischen Veränderungen, die im Körper vorgehen, analysiert und verstanden werden. Nur dann sind eine sichere Diagnose und eine wirksame Behandlungsweise zu gewährleisten.

Zum Beispiel ist es bei der Behandlung von Malaria nicht angebracht, Akupunktur einzusetzen, wenn die pathologische Hitze gerade steigt, sondern erst nachdem die Hitze reduziert ist. Wird dann Akupunktur eingesetzt, kann der nächste Anfall sogar vermieden werden. Im „Buch des Gelben Kaisers“ heißt es auch, daß eine pathologische Veränderung der Leber sich weiter auf die Milz auswirken kann. Deswegen ist es angebracht, die Milz zu stärken, wenn man die Ausbreitung einer Krankheit verhindern möchte.

Für die Erhaltung der Gesundheit und für die Erhöhung der Lebenserwartung ist die Pflege des YangQi von großer Bedeutung. Das YangQi, „das lebendige Qi, das mit dem himmlischen Qi durchgängig verbunden ist“, ist einer der wichtigen Bestandteile der Lebenskraft. Die wichtigste Eigenschaft des YangQi ist die ständige Bewegung und Ausbreitung nach außen und nach oben. YangQi sorgt für die Abwehrkraft des Organismus, für die ordnungsgemäße Funktion der inneren Organe und für die Körperwärme. Außerdem ist das Abwehr-Qi (WeiQi 卫气) auch zuständig für die Funktionen des „Öffnens und Schließens“ (z.B. der Hautporen). Im Körper soll das YangQi – wie die Strahlen der Sonne – die inneren Organe erwärmen, das Qi und die Durchblutung fördern, so dass die physiologischen Funktionen des Körpers ständig aufrechterhalten werden.

Es gibt verschiedene Faktoren, die sich auf das YangQi auswirken, z.B. die sommerliche (krankmachende) Hitze (暑邪 ShuXie), die solche Symptome wie übermäßiges Schwitzen, Unruhe, Atembeschwerden und Durst hervorrufen kann.

In der Regel steigt und entwickelt sich das YangQi am Morgen, entfaltet sich vollständig gegen Mittag und wird mit zunehmendem Sonnenuntergang schwächer. Der Körper reagiert auf diesen Umstand, indem er im Laufe des Tages die Schweißporen immer mehr verschließt. In der Nacht folgt die Zeit des Zurückziehens und des Speicherns. Das Gewebe und die Knochen sollten in der Nacht nicht mehr durch zu viel Aktivität und durch den Nebel und die Kühle von außerhalb beeinträchtigt werden.

Das Yin und Yang sollten sich immer im ausgeglichenen Zustand befinden; die beiden Kräfte beeinflussen und „kontrollieren" sich gegenseitig. Wenn das Yin das Yang nicht angemessen „kontrolliert", kommt es zur Überaktivierung der yanggesteuerten Funktionen. Wenn das Yang das Yin nicht hinreichend „kontrolliert", wird die harmonische Koordinierung zwischen den fünf Speicherorganen gestört und die neun Öffnungen (die beiden Augen, die Nase, die beiden Ohren, der Mund, der Anus und der Blasenausgang) werden beeinträchtigt. Um das YangQi effektiv zu pflegen, muss man die gegenseitige Abhängigkeit und Verbindung von Yin und Yang (阴阳互根 YinYangHuGen) gut verstehen und beherrschen. „Wenn Yang übertrieben verstärkt wird und nicht gefestigt ist, wird das Yin durch das Ausbreiten des Yang verdrängt und erschöpft."

Die Ursachen von Krankheiten und die Behandlungsmethoden

Im „Buch des Gelben Kaisers zur inneren Medizin" werden die Ursachen von Krankheiten in Bezug auf die geologische und klimatische Lage beobachtet. Die regionalen Eigenheiten haben einen großen Einfluss auf unseren Lebensstil (z.B. auf die Ernährung oder körperliche Aktivitäten) und damit auch auf die Entstehung von Krankheiten. Die 5-Elemente-Lehre nützt das Wissen um diesen Einfluss bei der Ausarbeitung der Behandlungsmethoden. Ein und dieselbe Krankheit kann und muss manchmal – je nach der Art der äußeren Einflüsse, denen der Patient ausgesetzt ist – mit verschiedenen Methoden behandelt werden.

Das bedeutet, die regionalen Besonderheiten und ihre Entsprechung im Modell der 5-Elemente werden auch in der Anwendung der vorbeugenden und behandlenden Methoden berücksichtigt. Ein Beispiel: Im Westen Chinas liegen die Berge. In dieser Region gibt es viel Sand, viele Steine, viele Rohstoffe (Metalle). Das Klima ist eher trocken und windig. Die Menschen ernähren sich dort vorwiegend von Fleisch. Ihre Haut und Muskeln sind deshalb relativ fest. Sie haben auch gute Abwehrkräfte gegen die äußeren krankmachenden Störungen. Die Krankheiten, an denen die im Westen Chinas lebenden Menschen leiden, entstehen meist von innen heraus. Bei dieser Art von Erkrankungen werden mit Erfolg heilende Kräuter eingesetzt.

Der Norden Chinas dagegen ist relativ kalt. Dieses kalte Klima entspricht dem Phänomen des „Schließens und Speicherns", wie wir bereits wissen. Die geologische Lage der Region ist relativ hoch, und die Menschen in den Bergen sind häufig dem Wind und der Kälte ausgesetzt. Die Kälte wirkt sich auf den Körper aus, und die daraus resultierenden Krankheiten können am besten mit Hilfe von Erwärmung geheilt werden; hierzu könnte z.B. Beifuß eingesetzt werden.

In der Mitte Chinas ist das Klima mild, und die geologische Lage ist als flach und feucht zu bezeichnen. Sie ist ideal für das Wachsen vieler Pflanzen, und die Erde dort bietet den Pflanzen reichlich Nährstoffe. Die Menschen führen in dieser Region ein sehr angenehmes Leben. Trägheit ist ein Symptom, das in dieser Region am ehesten vorkommen kann. Es kann auch zur Schwächung der Extremitäten, zu allgemeiner Stagnation und negativer Beeinflussung des Kälte/Wärmehaushaltes kommen. Hier werden erfolgreich solche Behandlungsmethoden wie DaoYin (导引 der alte Überbegriff für bewegliche QiGong-Übungen) und „AnQiao (按跷 der alte Überbegriff für Selbsthandbehandlung und Handbehandlung, nämlich TuiNaAnMo) angewendet. Durch die körperliche Bewegung und durch die Anregung der Meridiane und Gefäße wird das YangQi wieder aktiviert.

Das 5-Elemente-Modell kann auch auf unsere Zeit und auf andere Regionen als China übertragen werden, wie im Folgenden exemplarisch erläutert werden soll.

In vielen Regionen Europas oder Amerikas ist z.B. ein relativ hoher Lebensstandard festzustellen. Wie in der Mitte Chinas leben die Menschen dort sehr angenehm. Ein „zu angenehmes" Leben kann jedoch den Gesundheitszustand empfindlich stören. Und tatsächlich ist in den Regionen, in denen ein hoher Lebensstandard herrscht, gehäuft das Auftreten von bestimmten Krankheiten zu beobachten, was sich mit Hilfe des „Buches des Gelben Kaisers“ erklären lässt.

Der so genannte Klassiker der TCM HungDiNeiJing ist also auch für den heutigen (und auch den westlichen) Leser aktuell. Schließlich lebt der Mensch des 21. Jahrhunderts immer noch in einer vorgegebenen Ordnung „zwischen Erde und Himmel“; will er beschwerdefrei und gesund leben, sollte er sich auch den „Regeln der Natur“ anpassen. QiGong und TuiNa bieten uns einige gute Möglichkeiten, durch eigene Aktivität einen Ausgleich zu schaffen und das Leben zu pflegen.

Dr. med. Elke Kistner

Lebensphasen und Emotionen aus Sicht der Traditionellen Chinesischen Medizin

Um uns mit den Lebensphasen und Emotionen, d.h. mit der Psychosomatik in der TCM beschäftigen zu können, brauchen wir das neben der Yin/ Yang-Lehre fundamentale Konzept der TCM, die **5-Elementenlehre**.

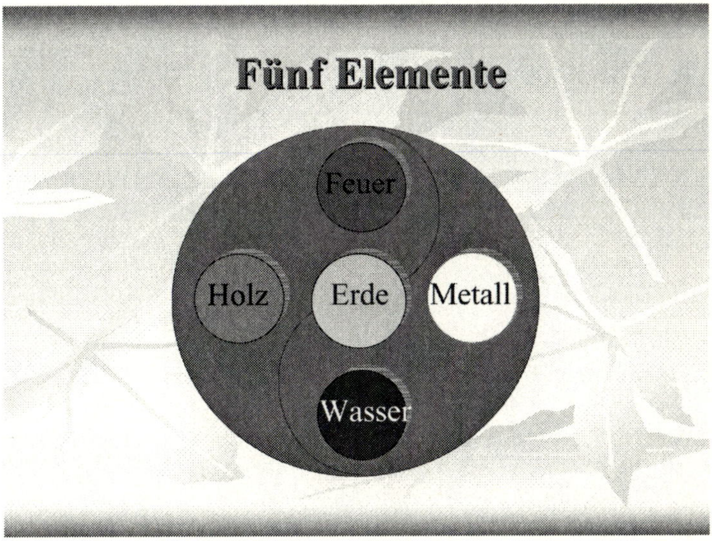

Die TCM ist aus dem Daoismus, einer „Naturphilosophie", entstanden. Aus Naturbeobachtungen werden Analogien zum Menschen gezogen. Die Naturgesetze werden auf alle Wesen des Kosmos angewendet, Krankheiten werden erklärt und Behandlungskonzepte entwickelt.

Schauen wir uns den Zyklus der Jahreszeiten an:

Wir beginnen mit dem **Frühling**, der Zeit des Wachstums, der Frühlingsstürme. Die Natur zeigt viel Dynamik und Energie. In der TCM wird der Frühling dem Holzelement zugeordnet. Das zugeordnete Organpaar sind die Leber und die Galle.[1]

[1] Aus TCM-Sicht ist hier jeweils der Funktionskreis eines Organpaares, z.B. Leber (Yin) und Galle (Yang) gemeint. Die Darstellung im Text begrenzt sich

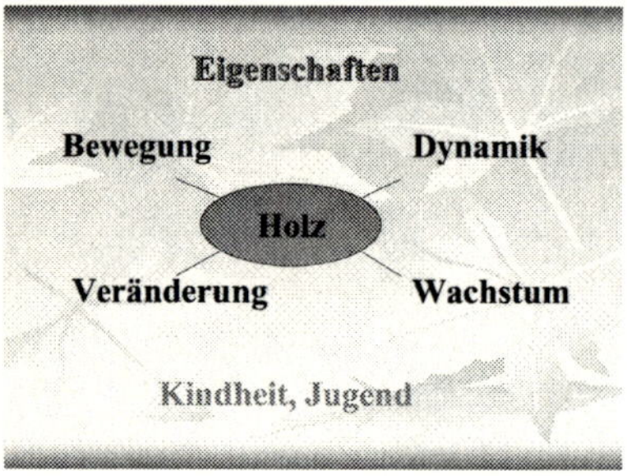

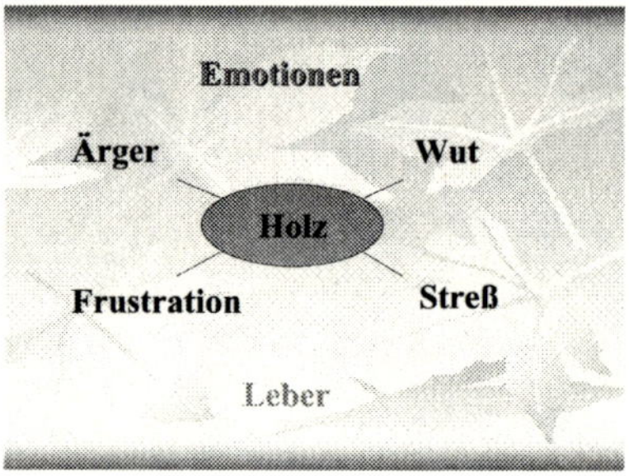

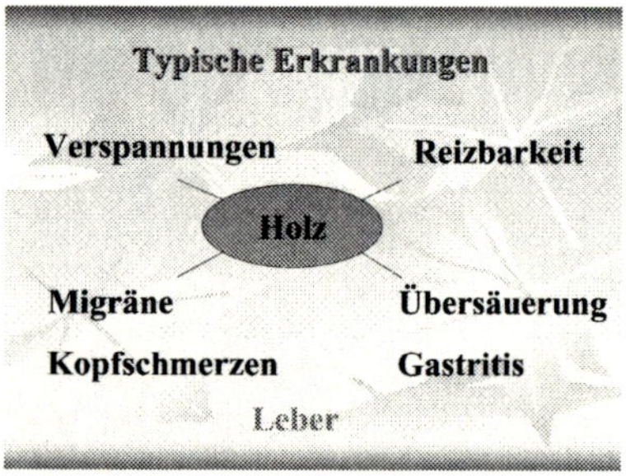

Das **Holzelement** steht für Bewegung, Wachstum, Dynamik, Veränderung und auch lebhafte Emotionalität. Also sind Kindheit und Jugend dem Holzelement zugeordnet. Kinder sollten sich viel bewegen, sollten kreativ sein können und spontan. Wird dies zu früh unterdrückt oder nicht gefördert, reagiert das Kind mit extremem Frust, Ärger, Aggressionen. *Emotionen* wie Wut, Ärger und Frust kommen in jeder Lebensphase vor. Nach Vorstellung der TCM können sich durch unterdrückten Ärger oder Frustration Krankheiten entwickeln, aber auch durch inadäquate, cholerische Wutausbrüche. Nach der Vorstellung der TCM schädigt dies die Leber. Wir kennen ja die Redewendungen: „Mir ist eine Laus über die Leber gelaufen."

Typische Erkrankungen sind: Störungen des Bewegungsapparates, Verspannungen, vor allem im Schulter- und Nackenbereich, oder Kopfschmerzen bzw. Migräne. Der Mensch wird reizbar. Im Magen- und Darmtrakt kann es zu Schmerzen, Krämpfen und Übersäuerung kommen.

---

auf den Bezug des Funktionskreises zu Lebensphasen, typischen Störungen und wirkungsvollen Methoden zur Harmonisierung.

Wir sagen dann, das Qi, die Lebensenergie, stagniert, fließt nicht mehr frei und harmonisch.

Was können wir tun?

Mit den elastischen Bewegungen des **QiGong**, durch Dehnen und rhythmisches, dynamisches Üben können wir den Qi-Fluss aktivieren, was uns wiederum die Kraft geben kann, schwierige Lebenssituationen anzupacken und Lösungen zu suchen und zu finden. *Die körperliche Aktivität ist nicht getrennt von der geistigen.*

Auf den Frühling folgt der **Sommer**. Die Früchte reifen, die Natur steht in voller Blüte. Auch der Mensch steht in voller Blüte, erntet die Früchte seiner Ausbildung, findet hoffentlich einen Beruf, gründet eine Familie. Dies entspricht dem **Feuerelement** mit den zugehörigen Organen Herz und Blutgefäße (Organpaar Herz/Dünndarm). Der „Shen“, die Persönlichkeit des Menschen, ist ausgeprägt. Man erkennt ihn an dem wachen, klaren Blick.

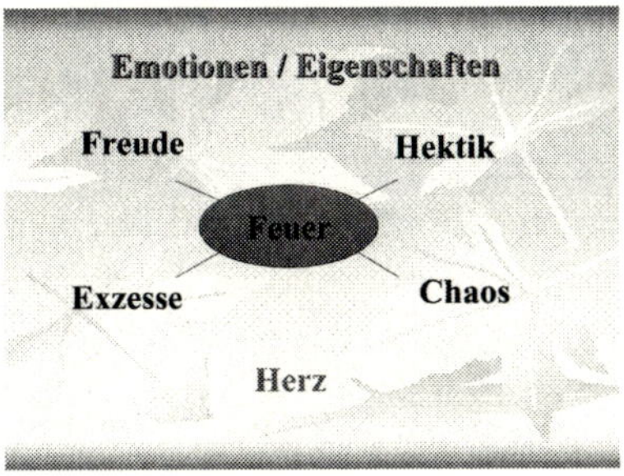

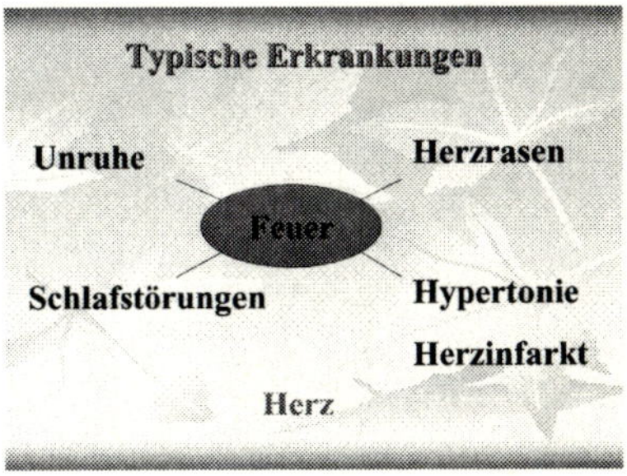

Die zugehörige Emotion ist die Freude. Nun fragen wir uns: Kann Freude krank machen? In China sagt man, „übertriebene Freude“, d.h. Exzesse, Hektik, Chaos usw. führen zu zuviel Hitze im Körper und schädigen das Herz.

Erkrankungen: Es kommt beispielsweise zu Unruhezuständen, Schlafstörungen, Konzentrationsstörungen, Herzrasen, hohem Blutdruck, bis hin zum Herzinfarkt.

Wirkung des **QiGong**:

Durch Konzentration und Förderung der Wahrnehmung beim Üben kommen Shen und Herz zur Ruhe. Kreislauf und Gefäße werden gekräftigt.

Auf den Sommer folgt der **Herbst**. Die Blätter werden gelb und fallen ab, es wird kälter und feuchter. Wir werden anfälliger für Infekte, unsere Lunge ist besonders empfindlich. Dem Herbst wird wie das Organpaar Lunge und Dickdarm dem **Metallelement** zugeordnet. Beim Menschen verlangsamen sich die Stoffwechselprozesse, die Regeneration geht langsamer, Krankheiten können leichter ausbrechen. Kurz: Die Widerstandskraft nimmt ab. Der Zeitpunkt des Einsetzens dieser Phase ist sicher individuell unterschiedlich; sie beginnt etwa ab dem 40 Lebensjahr.

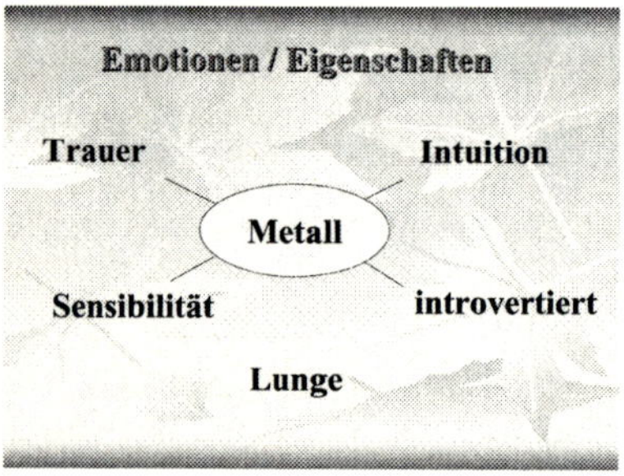

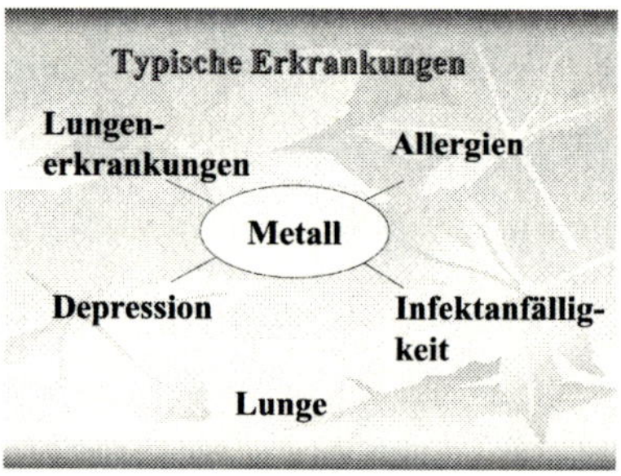

Die zugehörige Emotion ist die Trauer: Man muss lernen, los zu lassen. Gelingt dies nicht, können schwere Depressionen die Folge sein. Äußerlich gibt es weniger Dynamik, dafür mehr innerlich, d.h. spirituelle, geistige Kreativität. Intuition und Sensibilität werden dem Metallelement zugeordnet.

Erkrankungen:

Lungenerkrankungen, oft auch eine erworbene Schwäche, z.B. bei Rauchern. Auch Hautkrankheiten, Abwehrschwäche und Depressionen sind Ausdruck einer Schwächung des Metallelementes und der Lunge.

Im **QiGong** ist es bei den Übungen wichtig, den Brustkorb elastisch auszudehnen, damit sich die Lungen entfalten kann. Die Atmung wird tiefer und langsamer. In der TCM ist die Lunge für das Atem-Qi verantwortlich, eine wichtige Quelle des nachgeburtlichen Qi. QiGong fördert die Lungenfunktion und das Metallelement. Die Amerikaner, die QiGong erstmals in China kennen lernten, nannten es bezeichnenderweise „Breathing Exercise“ (Atemübungen).

Unweigerlich folgt auf den Herbst der **Winter** – in Bayern sagt man, die „stade Zeit“. Die Natur ruht – aber in den Samen liegt bereits die Kraft für neues Leben. Der Winter und das Alter werden dem **Wasserelement** zugeordnert. Die Haare werden grau, die Knochen brüchig und die Zähne fallen aus. Das dem Winter zugehörige Organpaar sind die Niere und Blase.

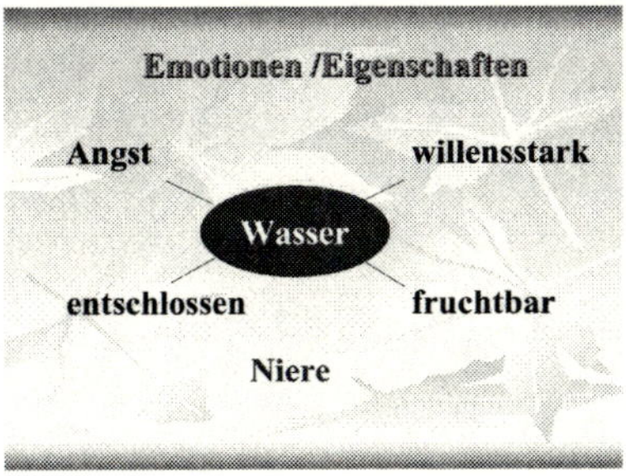

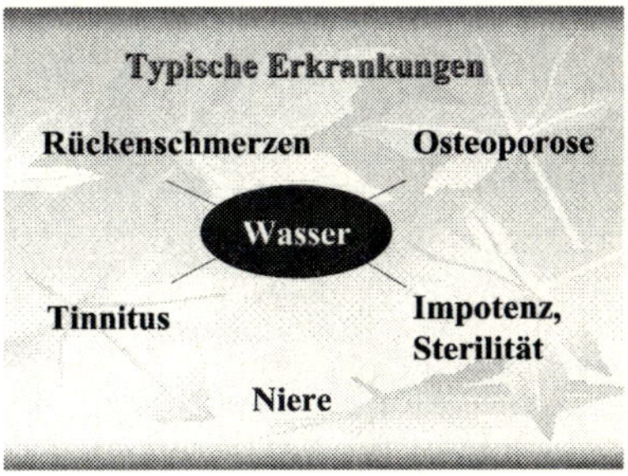

Die zugeordnete Emotion ist die Angst, genauer die existentielle Angst, auch Todesangst. Ist die Niere kräftig, ist man willensstark und robust. Wir sagen in der TCM: In den Nieren ist die Essenz, die angeborene Lebenskraft gespeichert.

Bei jungen Menschen können z.B. schwere Schocks oder die Angst, einen Arbeitsplatz zu verlieren, „die Essenz" der Nieren stark angreifen.

Erkrankungen wie Rückenschmerzen; Bandscheibenvorfall und Tinnitus z.B. können die Folge einer Nierenschwäche sein, da die Niere aus ganzheitlicher Sicht im Bezug zu unterem Rücken, Knien und Zähnen steht. Für das Alter typisch ist die Osteoporose. Auch Unfruchtbarkeit kann Hinweis auf eine Nierenschwäche sein.

Im **QiGong** trägt der tiefe, stabile Stand zur Nierenstärkung bei.

Der **Kreislauf** geht weiter. Im Samen liegt die Essenz für neues Leben – wie in der Natur so auch beim Menschen. Die Fruchtbarkeit gehört zum Wasserelement, und so folgen auf den Winter der nächste Frühling und das neue Leben.

Jede Lebensphase hat wie jedes Element ihre eigene Dynamik, ihre Stärken und Schwächen. Gesundheit bedeutet, Balance und Harmonie wiederherzustellen, das Qi, die Lebensenergie, in jeder Lebensphase zu stärken und vor allem in Bewegung zu halten.

Emotionale Probleme könnnen alle möglichen Krankheiten auslösen, vor allem dadurch, dass sie zu Verkrampfungen führen, was den Qi-Fluss blockiert. Es heißt: Ein freier, harmonischer Qi-Fluss im Körper ist die Voraussetzung für ein glückliches und langes Leben.

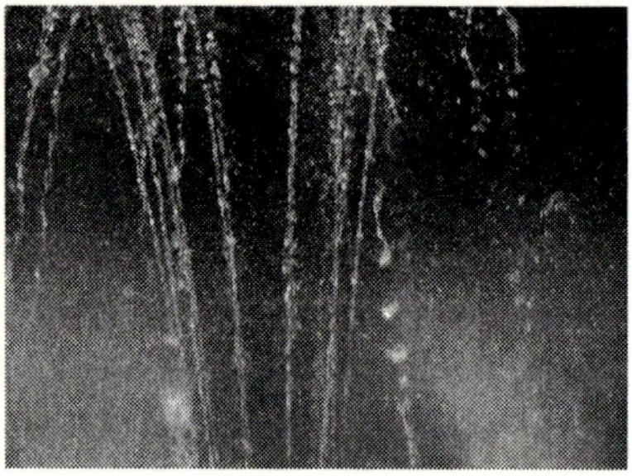

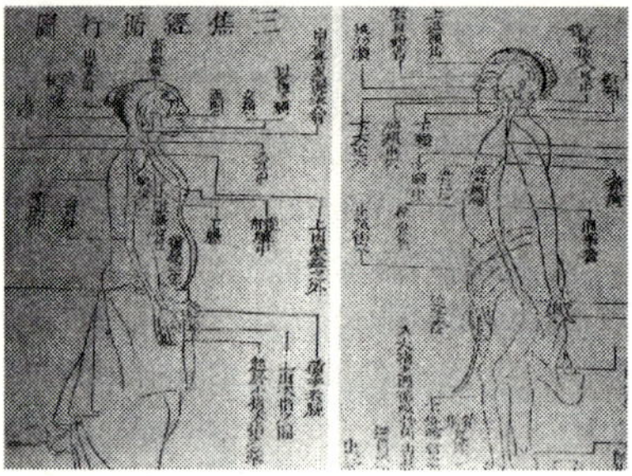

Bis jetzt haben wir noch nicht über das fünfte Element, das **Erdelement,** gesprochen. Aus der Erde, d.h. aus der Nahrung, erhalten wir Qi, das wir für die Funktion der anderen Organe benötigen. Magen und Milz, d.h. der Stoffwechsel, sind dem Erdelement zugeordnet. Die Qualität der Nahrung bestimmt auch die Qualität unseres Qi.

Typische Magen und Milz zugeordnete **Erkrankungen** sind Gewichtsprobleme, Völlegefühl, schwere Glieder, allgemeine Erschöpfung und Müdigkeit, trotz erhöhtem Schlafbedürfnis. Von den Emotionen werden die Sorge oder das Grübeln dem Erdelement zugeordnet. Emotionale Probleme spielen bei der Entwicklung von Krankheiten im Erdelement eine untergeordnete Rolle. Es sind vielmehr falsche Ernährung, Bewegungsmangel, zu hastiges Essen, Essen zu spät am Abend, Essen im Stress.

Lena Du Hong

Lebenspflege mit Bewegung

Ein gutes Bild für die wesentlichen Funktionsbereiche des menschlichen Organismus nach der Traditionellen Chinesischen Medizin (TCM) ist ein **Haus**. Dadurch wird gut erkennbar, wie wichtig es ist, seinen Körper zu kennen, Signale zu beachten und für die Erhaltung, für rechtzeitige und regelmäßige Pflege zu sorgen.

Nach der TCM gibt es zwei wesentliche Quellen der Lebensenergie Qi (真气 ZhenQi)[1]: das angeborene Qi, das wir von unseren Eltern mitbekommen, und das nachgeburtliche Qi, das wir uns durch Nahrung (水谷之气 ShuiGuZhiQi) und Atem (空气 KongQi) zuführen.

Das Qi hat fünf wesentliche Funktionen im Körper: Qi ist untrennbar mit jeglicher Bewegung im Körper verbunden. So gibt es die **Kraft** (动力作用 DongLiZuoYong) für die notwendige Beweglichkeit des Blutes und die Verteilung der Körperflüssigkeiten (Schweiß, Speichel, Verdauungssäfte, Urin). Weiterhin bewahrt es die Körper**temperatur** (温熙作用 WenXiZuoYong) und **schützt** (防御作用 FangYuZuoYong) gegen äußere Einflüsse (Wei Qi). Eine wichtige **Kontrollfunktion** (固摄作用 GuSheZuoYong) des Qi ist das Bewahren der Körpersubstanzen und Organe im Körper, z.B. die Organe an ihrem Platz, das Blut in den Blutbahnen halten und übermäßigen Verlust von Schweiß, Speichel, Urin etc. vermeiden. Schließlich sorgt das Qi für das „Dampfen", das **Umwandeln und Verteilen** (气化作用 QiHuaZuoYong) im Körper. Grundsätzliche Voraussetzung für die oben genannten Funktionen sind die vier Hauptbewegungsrichtungen des Qi: Steigen (升 Sheng), Sinken (降 Jiang), Gehen (出 Chu) und Kommen (入 Ru). Normales körperliches Funktionieren bedeutet, dass das Qi harmonisch in diese vier Richtungen fließt. Die TCM berücksichtigt dabei immer einen ganzheitlichen Ansatz, der den ganzen Körper und die Psyche als eine Einheit versteht. Das angeborene Qi ist eine gegebene Größe, die nicht weiter aufgebaut werden kann, sondern die im Laufe der Jahre immer mehr verbraucht wird. Das nachgeburtliche Qi allerdings kann gepflegt und auch aufgebaut werden.

---

1 Folgende Begriffe werden ebenfalls verwendet: YuanQi, ZhengQi oder JingQi.

Das **Dach des Hauses** entspricht der „Lunge“[2] (Lungenfunktionskreis). Es schützt das ganze Haus und muss entsprechend gepflegt werden, um diese Funktion auch erfüllen zu können. Die Lunge wird in der TCM als das „zarte Organ“ bezeichnet. Auch das Dach eines Hauses ist empfindlich und äußeren Einflüssen stark ausgesetzt. Das Dach schützt im Herbst vor Regen und Wind. Im Herbst ist auch die Schutzfunktion der Lunge (z.B. vor Erkältungskrankheiten) besonders beansprucht. Vorbeugend können wärmende Getränke und Speisen helfen. Weiterhin kann die Funktion der Lunge durch Bewegung an der frischen Luft sehr positiv beeinflusst werden.

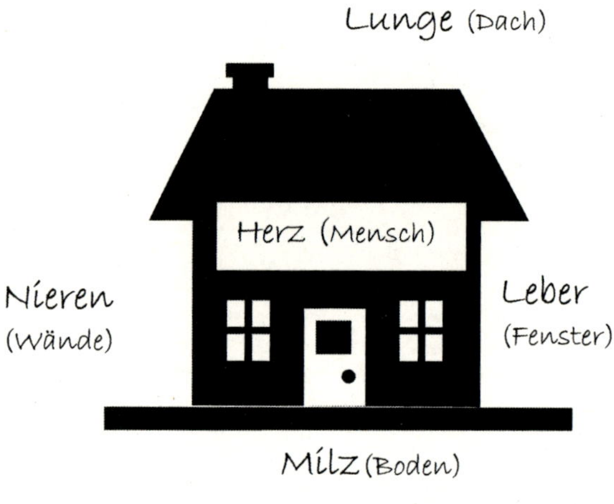

Abb. 1: Ein Haus als Metapher für die Funktionen im menschlichen Körper, eigene Darstellung Lena Du Hong.

Das Fundament, der **Boden des Hauses**, entspricht der „Milz“. Die harmonische Milzfunktion wird in der TCM als „trocken“ und „leicht“, mit einer Qualität wie „Dampf“ und der Bewegungsrichtung „Steigen“ beschrieben. Aufgenommene Nahrung wird umgewandelt und im ganzen Körper verteilt. Zuviel Denken, Sorgen und falsche Ernährung können die Milzfunktion empfindlich stören (Sorgen „be-drücken“).

2 Hier sind nicht die nach der westlichen Medizin bekannten Organe Lunge, Milz etc. gemeint, sondern ein weiter gefasster, in der TCM oft als Funktionskreis bezeichneter Bereich, der dem jeweiligen Organ zugeordnet ist.

Der Funktionskreis „Milz“ (und Magen)[3] kann durch sorgfältig geplante Ernährung gestärkt werden. Diese wichtige Basisfunktion (die Grundpfeiler des Hauses!) erfordert intensive Beachtung. Ist diese Funktion gestört, wirkt sich dies unmittelbar auf das für eine problemlose Verdauung notwendige „Sinken“ des Magen-Qi aus. Es entstehen z.B. Blähungen, Völlegefühl. Weitere Hinweise für eine Störung sind Appetitlosigkeit oder auch Heißhunger auf bestimmte (meist süße) Speisen. Eine so gestörte Milzfunktion kann auch durch Bewegung sehr gut korrigiert werden, da die Gedanken dabei reduziert und beruhigt werden.

Die **Fenster des Hauses** entsprechen dem Funktionskreis „Leber“. Die Fenster dürfen nicht geschlossen sein, denn das führt zu Stagnation (z.B. Blähungen, Verstopfung). Weitere Symptome sind z.B. Migräne, Schmerzen in Sehnen und Bändern, Menstruationsstörungen. Die Luft muss zirkulieren können. Das kann durch Bewegung erreicht werden! Durch elastische, spiralförmige Bewegung, damit überall Zirkulation entstehen kann.

Die **Wände des Hauses** repräsentieren die „Nieren“. Wie die Wände des Hauses sind die Nieren – nach der TCM der Sitz der angeborenen Energie Qi – die eigentlichen Stützen. Die Wände des Hauses sollten immer stark genug sein und erhalten werden. Das angeborene Qi sollte durch angemessene Lebensweise nicht zu schnell aufgebraucht werden. Richtige Ernährung und besonders Bewegung mit Aufmerksamkeit auf den Füßen und Beinen sollen genügend Kraft geben, um nicht an die „Reserven“ gehen zu müssen.

Die **Mitte des Hauses** entspricht dem „Herzen“ und damit dem **ganzen Menschen**. Ohne diese zentrale Funktion gibt es überhaupt kein Haus! Das Herz reguliert und steuert die Funktionen für den ganzen Körper und wirkt nach oben, unten und zu den Seiten. Eine Wirkung auf die Mitte des Hauses bedeutet immer eine Wirkung auf das gesamte Haus. Das Herz pflegen bedeutet nach der TCM, mit sich selbst pfleglich umzugehen, auch, „es sich schön zu machen“. Eine Vernachlässigung kann sehr früh zu Störungen in verschiedenen Bereichen führen.

---

[3] Die TCM geht immer von Organpaaren aus. Dabei entspricht ein Organ der Yin-Qualität, (WuZang) das zugehörige Organ der Yang-Qualität (FuZang), z.B. Milz (Yin – voll) Magen (Yang – hohl). In der chinesischen Theorie und Praxis haben die Yin-Organe eine größere Bedeutung, weshalb oft nur sie benannt werden, auch wenn das Paar in seiner funktionellen Zusammengehörigkeit gemeint ist.

Warum QiGong-Übungen?

Wenn der Kopf übervoll ist mit Gedanken, wirken sich Stress und Anspannung so aus, dass sich die die Blutgefäße verengen, das Blut zu dickflüssig wird und zuwenig weiße Blutkörperchen vorhanden sind. Daraus ergeben sich viele Störungen (wie z.B. Kraftlosigkeit). QiGong-Übungen zielen eigentlich nie nur auf ein einzelnes Organ, sondern immer auf den ganzen Körper. Alle zwölf Meridiane werden durch die Bewegung bearbeitet. Durch die Vorstellung, die die Bewegung begleitet, erfährt der ganze Körper Aufmerksamkeit. Das Immunsystem wird aktiviert, und Yin und Yang werden in Balance gebracht. Die konzentrierte Bewegung reduziert die Gedankenfülle und damit auch die Anspannung. Das zentrale Nervensystem wird geschützt und reguliert, der vertiefte Atem wirkt schließlich auf die inneren Organe wie eine intensive Massage.

Für Therapeuten ist es zuerst wichtig, den Patienten von der Wirksamkeit der Übungen zu überzeugen. Wenn ein Patient von der Wirkung der Übungen überzeugt ist, gibt ihm das die Kraft und Motivation zum Üben.

In Deutschland sind Tumorerkrankungen ein sehr häufiges Krankheitsbild. Die Methoden der Schulmedizin bieten einem Krebspatienten kaum Möglichkeit, selbst etwas für seine Gesundung zu tun. Er erhält Chemotherapie und/oder Bestrahlungen und wird dadurch zunächst sogar noch zusätzlich belastet. Passive Behandlungen nach westlicher oder östlicher Methode haben hier Grenzen. Der Patient kann nicht heute Medikamente einnehmen, morgen mit Akupunktur behandelt werden und übermorgen wieder ein anderes Mittel einnehmen.

Für einen Krebspatienten, der Chemotherapie und/oder Bestrahlung erhalten hat, ist zudem die Ernährung besonders wichtig. Gerade nach einer Chemotherapie ist es dringend erforderlich, den Körper wieder aufzubauen und zu pflegen. Der Körper ist nach einer solchen Therapie sehr ausgetrocknet und geschwächt. Er braucht Stärkung und Flüssigkeit zum Aufbau, z.B. in Form von warmen leichten Speisen und vor allem von Suppen; warmer Tee ist kalten Getränken vorzuziehen. Kliniken, die mit TCM arbeiten, sollten diese wesentliche Komponente beachten. Eine ganzheitliche Wirkung für den Patienten kann sonst nicht erreicht werden.

Der Therapieplan muss Ernährung und Übung umfassen, um das Immunsystem wieder aufzubauen. Durch die QiGong-Übungen kommt der Patient zur Entspannung, und durch tiefe Atmung und das Dehnen und Öffnen werden der Körper und die Blutzellen wieder mit Sauerstoff angereichert.

Aktive Behandlung durch QiGong-Üben kann vom Patienten selbst geplant und regelmäßig praktiziert werden. Für den Patienten ist das eine sehr wichtige Möglichkeit, jeden Tag selbst aktiv etwas für seine Gesundung, für die Pflege und Erhaltung des „gesamten Hauses" zu tun.

In der westlichen Gesellschaft ist es oft ein Problem, die erforderliche Kontinuität des Übens herzustellen. Viele Patienten schaffen es nicht, regelmäßig zu üben, weil das entsprechende Umfeld nicht vorhanden ist. In vielen Kliniken/Einrichtungen fehlt es zudem an Kapazität für eine ausreichend langfristige Betreuung. Die Systeme sind zu einseitig ausgerichtet.

Wichtig wäre es deshalb, eine langfristige Planung und Gestaltung der Therapie zu gewährleisten. Ein bis drei Monate lang sollten die Patienten regelmäßig täglich QiGong üben, um eine nachhaltige Wirkung zu erzielen.

Ich hatte z.B. die Einladung einer Institution, mit Patienten zehn Wochen lang einmal pro Woche, abends um 20.00h jeweils eine Stunde lang zu üben. Das musste ich ablehnen. So kann kein Erfolg erzielt werden! Ich habe vorgeschlagen, drei Monate lang jeden Tag am frühen Morgen im Stadtpark und dann länger als eine Stunde zu üben.

Wir sagen, es gibt immer zwei wesentliche Bedingungen: Zeit und Raum. Der Raum umfasst das ganz einheitliche Denken für die Patienten, und die Zeit muss ein intensives, angemessenes Üben ermöglichen.

Ich hoffe, dass dieser kurze Beitrag viele Menschen dazu anregt, die Möglichkeiten der Lebenspflege mit Bewegung als Vorbeugung oder Therapie für sich zu entdecken.

Lebenspflege bedeutet die aktive Pflege unseres eigenen Hauses!

Dr. med. Julia Kleinhenz

Medizin aus dem Kochtopf

Essen spielt im Chinesischen eine große Rolle. Dies spiegelt sich in Redewendungen wider: „*Chi fan le, mei you*“ heißt: „Haben Sie schon gegessen?“ und wird als Begrüßung verwendet. Hat man sich lange nicht gesehen, lobt man den anderen: „Ni pang le!“ („Bist du dick geworden!“); obwohl die Traditionelle Chinesische Küche ja keinesfalls eine dickmachende ist. Für einen Chinesen ist es unvorstellbar, eine Mahlzeit, z.B. aus Zeitmangel, einfach ausfallen zu lassen. So hält man in China 21 warme Mahlzeiten in der Woche für normal.

In Europa ist leider eine sehr viel geringere Wertschätzung des Essens zu beobachten. In Deutschland werden nur 13% des verfügbaren Monatseinkommens für das Essen ausgegeben, in Frankreich sind es 50%, in China aber bis zu 80%! Auch halten viele Menschen bei uns drei bis vier warme Mahlzeiten in der Woche für völlig ausreichend.

Dies hat u.a. auch mit den Ergebnissen der modernen wissenschaftlichen Ernährungslehre zu tun, die die Bestandteile unserer Nahrung untersucht. Dabei werden einige Substanzen isoliert und dann deren Auswirkungen auf den Körper überprüft, zum Beispiel durch völliges Weglassen einer bestimmten Substanz oder durch höhere Dosierung. Auf diese Weise wird erforscht, wann Mangelerscheinungen oder Überdosierungen auftreten. So sind etwa die Vitamine bekannt geworden. Wir kennen eine Vielzahl von Ernährungslehren unterschiedlichster Richtungen: Vegetarismus, Trennkost, Rohkost, Fasten etc. Meistens werden in der wissenschaftlichen Ernährungslehre Eiweiße, Fette, Kohlenhydrate, Vitamine, Mineralien und „Ballaststoffe“ unterschieden. (Es gibt viele ideologische Ernährungslehren, die mit vorgefassten Meinungen an Essen herangehen. Es gibt die wissenschaftliche Sicht, die vor allem nach einzelnen Bestandteilen sucht. Mit der modernen meine ich die wissenschaftliche.)

Anders als die Traditionelle Chinesische Medizin (im Folgenden: TCM) beachten die oben genannten Ernährugslehren kaum die energetische Wirkung der Nahrung auf den Körper. Die Gesamtwirkung der Nahrung auf den Körper ist oft mehr als die Summe von Einzelwirkungen. So können zwei Nahrungsmittel mit gleichem Eiweiß-, Fett- und Kohlenhydratenanteil unterschiedliche Wirkung zeigen. In früheren Zeiten, als es keine Analysemethoden gab, verließ man sich bei der Klassifizierung von Nahrungsmitteln vor allem auf seine eigenen Sinne. Jeder, der einmal eine ganze Pepperoni gegessen hat, weiß, was mit „wärmender Wirkung" gemeint ist. Die energetische Wirkung von Nahrungsmitteln auf den Körper ist auch in Europa seit langem bekannt. Schon Galenos beschrieb um 200 n.C. Nahrungsmittel mit Worten wie neutral, kalt, warm, trocken, feucht usw. Interessant ist, dass diese Beschreibungen weitgehend mit den chinesischen übereinstimmen. Lauch z.B. wird sowohl in Europa als auch in China als erwärmend und trocknend klassifiziert.

Je nach moderner oder traditioneller Sichtweise kann die Bewertung eines Nahrungsmittels ganz unterschiedlich ausfallen: Vitamin C ist in vielen Obst- und Gemüsesorten enthalten. In reiner Form hat sich Vitamin C als hilfreich bei Erkältungen erwiesen. Nach der modernen Ernährungslehre sind Südfrüchte, weil sie besonders viel Vitamin C enthalten, zur *Vorbeugung* von Erkältungen sinnvoll. *Vorbeugung* bedeutet Verhinderung des Ausbruchs einer Erkältung. Nun steckt in dem Wort Erkältung schon der Begriff *Kälte* als Hinweis darauf, dass bei der Entstehung dieser Krankheit die Auskühlung des Körpers eine Rolle spielt. Energetisch betrachtet sind Südfrüchte kühlend; dies ist leicht nachvollziehen, wenn man bedenkt, dass sie aus heißen Ländern komen. In unserem Klima sind sie zur Vorbeugung also nicht uneingeschränkt zu empfehlen. Besser wäre Grünkohl, der auch Vitamin C enthält und wärmt. Ebenso sind Zwiebeln und Lauch oder auch Ingwer „warm". Bei Auskühlung des Körpers sollte man noch vor Beginn von Erkältungssymptomen Ingwer und Zwiebeln zu sich nehmen. Anders verhält es sich, wenn eine Erkältung schon ausgebrochen ist und der Abwehrkampf des Körpers Hitze produziert hat. In diesem Stadium sind Südfrüchte sehr hilfreich, z.B. hätte „heiße Zitrone" die erwünschte kühlende Wirkung. Bei einer beginnenden Erkältung (Unwohlsein, Frösteln, Nackenverspannungen) sind Lauch- oder Zwiebelsuppe mit Ingwer zu empfehlen. Bei einer Erkältung mit Hitzezeichen dagegen Orangen und Zitronen (z.B. „heiße Zitrone"). Bei trockenem Husten hilft heiße Milch mit Honig.

Ernährung in der Traditionellen Chinesischen Medizin (TCM)

In der chinesischen Medizin wird Ernährung sowohl als Krankheitsfaktor als auch als eine gute Möglichkeit der Behandlung betrachtet. Die chinesische Ernährungslehre hat anders als die in Europa keinen starken Bruch der Tradition mit dem Verlust des von Generation zu Generation getragenen Wissens erlitten. Ebenso wie die Heilkräuter sind die Nahrungsmittel der TCM nach ihrer erfühlbaren und sichtbaren Wirkung auf den Körper eingeteilt. Es gibt keine an sich gesunden Nahrungsmittel. Sie können für eine bestimmte Situation und/oder Person passend sein oder auch nicht.

Gesunde und vielseitige Ernährung ist nach der Chinesischen Medizin die Grundlage für Gesundheit. Der Körper muss aus den Ernährungssubstanzen seine Abwehrkraft herstellen.

Nach chinesischer Auffassung gibt es zwei Arten von Energie: Dies ist zum einen die ererbte Energie (Konstitution), die im Bereich des sogenannten Nierenfunktionskreises[1] angesiedelt ist. Diese Energie kann nicht aufgebaut oder ersetzt werden und ist für die Lebensdauer verantwortlich. Zum zweiten gibt es die erworbene Energie, die durch die ordnungsgemäße Funktion von Milz und Magen[2] (Mitte) aus der Nahrung (und der Luft) bezogen wird. Wenn erworbene Energie im Überschuss vorhanden ist, wird sie im Nierenfunktionskreis gespeichert. Zwischen beiden Energien gibt es wichtige Zusammenhänge, die mit Hilfe der folgenden Zeichnung erläutert werden können.

In der Körpermitte (Funktionskreise Milz und Magen) befindet sich der „Topf", in dem die Nahrung – wie eine warme Suppe – auf die Verteilung im Körper vorbereitet wird. Dieser Topf ist mit zwei Wärmestellen versehen. Im unteren Erwärmer befindet sich als Feuerstelle der Nierenfunktionskreis.

Im oberen Erwärmer findet über Lunge und Herz die Vermischung der Nahrung mit dem Atmungs-Qi und die Verteilung der Substanzen im Körper statt. Wenn ausreichend Substanzen gebildet werden, wird aus ihnen das Nierenfeuer wieder entfacht.

---

[1] Es handelt sich hier nicht um das Organ Niere, sondern um Funktionen, die der Niere zugeordnet wurden.

[2] Es handelt sich nicht um das Organ Milz bzw. Magen, sondern um die gesamten Verdauungsfunktionen, die der Milz und dem Magen zugeordnet wurden.

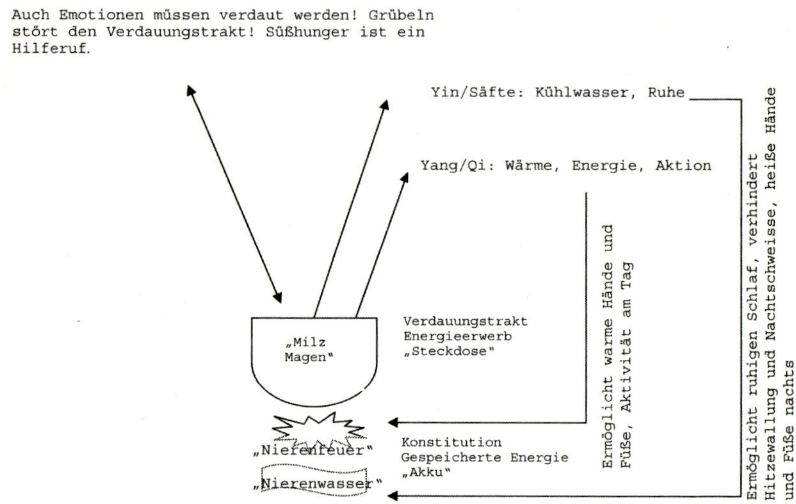

Es ist wichtig, den Topf in der Mitte nicht zu sehr auskühlen zu lassen.

Richtiges Essen ist nach der TCM ein sehr wichtiger Faktor für die Erhaltung und Wiederherstellung der Gesundheit. Folgendes ist besonders zu beachten:

- regelmäßig und in Ruhe essen,
- Essen frisch zubereiten,
- zu viel Rohkost vermeiden,
- Zutaten je nach Jahreszeit und Konstitution auswählen,
- auf die Qualität der Nahrungsmittel achten: Gutes Essen ist oft nicht billig.

Die thermische Wirkung auf den Körper entfalten Nahrungsmittel weitgehend unabhängig von ihrer Zubereitung. Eine Chilischote wirkt immer erhitzend, ob nun kalt oder warm gegessen. Die thermischen Wirkungen sind eingeteilt in: heiß, warm, neutral, frisch und kalt. Weitere Qualitäten, z.B. trocknend, befeuchtend, harntreibend etc. sind den Einzelbeschreibungen der Nahrungsmittel zu entnehmen.

Durch die Zubereitung kann die thermische Wirkung der Lebensmittel etwas abgemildert werden. Durch Anbraten wird z.B. kühles Gemüse neutral.

Die Einteilung nach den fünf Wandlungsphasen (Elementen bzw. Geschmäckern) ist normalerweise nicht von Bedeutung, es sei denn, man will nach einer exakten chinesischen Diagnose gezielte Diätetik betreiben. Für den Durchschnittsmenschen gilt, dass Lebensmittel aller Wandlungsphasen (bitter, süß, scharf, sauer, salzig und neutral) gegessen werden sollten.

Für Europäer ist noch die Klassifikation nach der Feuchtigkeit wichtig, da wir – anders als die Chinesen – sehr viele feucht wirkende, d.h. schwer verdauliche Nahrung wie Rohkost, Milchprodukte, Fette oder Zucker zu uns nehmen. Grundlage der Ernährung sollte täglich Getreide in gekochter Form sein, dazu frisches Gemüse, ggf. in geringen Mengen auch Fleisch.

Beispiele für häufige Funktionsstörungen und was bei der Ernährung dann zu beachten ist

Yin-Mangel
Symptome: trockene Haare, schlechtes Gedächtnis, Schlafstörungen, Hitzegefühl nachmittags, heiße Handflächen und Fußsohlen, trockene Kehle, Nachtschweiß, rote Zunge. Bei Yin-Mangel sollten vermehrt Früchte, Gemüse, Milch, Eier und Tofu gegessen werden. Vorsichtig mit scharfen Gewürzen, heißen Nahrungsmitteln (siehe Tabelle) und Kaffee! Empfehlenswerte Getränke sind Früchte- und Melissentee.

Yang-Mangel
Symptome: Man fröstelt, hat ein blasses Gesicht, eine schwache Stimme und kalte Hände und Füße. Man hat keinen Durst, keinen Appetit und trinkt gerne warm. Beim Yang-Mangel sollte man vermehrt warme und scharfe Nahrungsmittel, Fisch, Geflügel, Lamm, Ingwer und Pfeffer zu sich nehmen, Yogi- und Fencheltee trinken. Rohes und Kaltes (siehe Tabelle) sollte man meiden, z.B. sind kalte Getränke und die meisten rohen Früchte bei Yang-Mangel nicht zu empfehlen.

Übermäßige Feuchtigkeit im Körper
Symptome: dicker weißer Zungenbelag, geschwollene Zunge mit Zahneindrücken, Verdauungsstörungen (häufiger wird die Diagnose eines Darmpilzes gestellt), Müdigkeit, Schweregefühl des Körpers, dumpfe Kopfschmerzen wie ein Band um den Kopf, Hautekzeme mit Bläschen. Menschen, bei denen diese Symptome auftreten, sollten Nahrungsmittel

meiden, die Feuchtigkeit im Körper bilden (siehe Tabelle). Dies sind Milch (individuell unterschiedlich stark), Joghurt, Quark, Käse, Rohkost, rohes Obst, Fruchtsäfte, weißer Zucker und sehr fettes Essen.

Dies sind nur allgemeine Prinzipien der chinesischen Ernährungslehre. Individuelle Empfehlungen können nur nach einer chinesischen Diagnose gegeben werden. Genaueres können Sie auch nachlesen in meinem Buch: Julia Kleinhenz: Chinesische Diätetik – Medizin aus dem Kochtopf. VWB – Verlag für Wissenschaft und Bildung, Berlin 2003, ISBN 3-86135-140-4, Preis: 10,- €

Ihr Gefühl ist Ihr wichtigster Wegweiser.

Fühlen Sie zwei Stunden nach dem Essen, ob Sie sich gut gesättigt, aber nicht überfüllt oder schon wieder hungrig fühlen. Eine Mahlzeit sollte für ca. vier Stunden reichen, in dieser Zeit sollten keine kalten Hände auftreten. Stellen Sie eine Unverträglichkeit fest, ist Ihr Gefühl wichtiger als diese Richtlinie.

Der Kreis in der Mitte stellt den günstigen Bereich dar. Dies bedeutet, dass die Gesamtwirkung der aufgenommenen Nahrumgsmittel möglichst in diesem Bereich liegen sollte. Von extremen Nahrungsmitteln (in den Ecken, z.B. Yoghurt) sollte man nur wenig essen und ggf. Ausgleichendes (z.B. Zimt im Yoghurt) hinzufügen.

Feucht wirken generell fette Speisen, süße Speisen, Rohkost, Milchprodukte. Große Mengen dieser Nahrungsmittel sollte man meiden.

Zum Gebrauch der nachfolgenden Tabelle: Bitte beachten Sie, dass es sich um eine vorläufige Tabelle handelt. Mit zunehmender Kenntnis von den Wirkungen der einzelnen Nahrungsmittel kann sie noch verändert werden. Sie ist dennoch als grober Wegweiser hilfreich.

Wirkung der Nahrungsmittel nach der chinesischen Medizin

sehr feucht	feucht	etwas feucht	etwas trocken	trocken	sehr trocken
					Heiss
Alkohol (z.b. Liköre)		Schaffleisch	Fencheltee	Tabasco	gegrilltes Fleisch
	bittere Schokolade			Piment	Pfeffer
Schimmelkäse	Kakao	Schafkäse		Nelken	Muskatnuss
					Yogi Tee
(gereifter, fetter	Essig	Ziegenkäse		Ingwer getrocknet	Alkohol (z.B. Whiskey)
weiße Schokolade	Aufschnitt (fett)		Aufschnitt (mager)	chinesischer Zimt	Kaffee (max. 2 Tassen/Tag)
Walnüsse		trockener Wein	Curry	Kardamom	Karokaffee
süsser Wein				Korianderkörner	Thymian
		Thunfisch	Scharfe Paprika		Anis
Sardinen	Makrele			Ingwer frisch	*Warm*
Haselnüsse	Lachs		Fasan	Lauch	
	Aprikose	Eßkastanien	Knoblauch	Dill	
Mandeln	Forelle	Kirschen	Salbei		
Sesamöl	Feigen	Pfirsiche	Süsses Paprika		Rosmarin
Konzentrierte Milch	Rosinen	Karotten	Safran		Basilikum
Datteln	Olivenöl	Rindfleisch	Krabben	Fenchel	
Brauner Zucker	Ziegenmilch	Erdbeeren	Hähnchen	Petersilie	
Honig	Trauben	Hühnerei	Kabeljau	Quitten	
Sirup	Kuhmilch	Kürbis	Grünkern	Buchweizen	
Distelöl	Rosenkohl	Gekocht. Getreide	Langkornreis	Hafer	
	Glutamat	(Brot/ Nudeln)		Spargel (grün)	
	Butter		Rundkornreis		*neutral*
Käse (z.B. Gouda)		Feldsalat			
Avokado	süsser Apfel	Süsskartoffel	Kartoffeln		
Rohrzucker	Erbsen	Scholle		Oregano	
Himbeere	Mangold	Champignon (weiß)	Radieschen		
Erdnussöl	Mandarinen	Aubergine		Grüne Bohnen	Roggen
	Spinat	Hirse	Kürbis	Spargel (weiß)	
	Sauerkraut	Broccoli		Tee (schwarz)	
Sonnenblumenöl	Malzbier	Blumenkohl			Estragon
	Mango		Kaninchen	Pfefferminz	
	Orange	Brombeeren		Salbeitee	*Kühl*
Marmelade	saurer Apfel		Hülsenfrüchte		Stangensellerie
Rübenzucker	Ente	Kohlkopf			
	Lollo rosso	Blattsalat	Mais		
Hopfenbier	Schwein	Kohlrabi			
	Grüne Pflaumen	Tomate		Champignons (schwarz)	
	Kresse	Paprika (Gemüse)		Tee (grün)	Sellerie (rund)
Gans	Melone	Wassermelone			
Quark	Pampelmuse	Zitrone	Eisenkrauttee	Puerh (Tuocha) Tee	
Banane	Endivie	Keimsprossen			
	Tofu				
Müsli (grobe Haferflocken)	Birne	Zucchini	Sauerampfer	Krebse	
Yoghurt	Mineralwasser	Gurken	Austern		
rohes Getreide	Salz			Algen	
Eiscreme					*Kalt*

zusammengestellt von Dr. med. J. Kleinhenz

Prof. (chin.) Liu Jin

Grundlagen der TCM und praktische Beispiele zur Behandlung von Depressionen, Schlafstörungen und Schwindel nach der TCM

Seit dem 18. April 1998 gibt es am Bathildiskrankenhaus in Bad Pyrmont ein Institut für Traditionelle Chinesische Medizin (TCM). Der Fachbereich ist integriert in die Akutklinik. Fünf Mitarbeiter stehen hier für ambulante TCM-Behandlungen zur Verfügung und haben in dieser Zeit ca. 50.000 Einzelbehandlungen durchgeführt.

Entwicklung der TCM

Die Traditionelle Chinesische Medizin ist ein seit Jahrtausenden bewährtes ganzheitliches Medizinsystem. Es besteht aus einem vollständigen Theoriesystem mit verschiedenen Heilmethoden.

Die Geschichte der TCM beginnt vor 10.000 Jahren mit Steinnadel-Behandlungen. Bereits in der Xia-Dynastie (21.-16. Jhd. v.u.Z.) wurde zu medizinischen Zwecken mit spitzen Gegenständen in die Haut eingedrungen. In der Periode der Xia, Shang und Zhou war die TCM bereits hoch entwickelt, mit Ernährungsärzten, Internisten, Chirurgen und Tierärzten. Nach einer uralten Sage hat bereits Shen Nongshi hundert (in der Bedeutung von ‚viele') Kräuter verwendet, um kranke Menschen zu behandeln.

475-221 v.Chr., in der Periode der Kriege, wurde der Klassiker „HuangDiNeiJing" (das Innere Werk des gelben Fürsten/Kaisers) als theoretische Grundlage der TCM bekannt. Das heute noch als „TCM-Bibel" bezeichnete Werk behandelt im Wesentlichen folgende Themengebiete:

- Anatomie und ihre physiologischen Funktionen,
- Pathologie, Gesundheitspflege und Diagnosen,
- Rezepturen, Akupunktur und Moxibustion
- sowie QiGong und Behandlungsprinzipien

Grundlegendes zur Traditionellen Chinesischen Medizin

Die heute praktizierte Traditionelle Chinesische Medizin umfasst folgende Bereiche:

- Akupunktur
- Chinesische Heilkräutertherapie
- TuiNa
- QiGong
- Diätetik

Die wesentlichen Wirkungsmechanismen von Akupunktur und Moxibustion können mit einem ausgleichenden Effekt umschrieben werden. Die Endorphin-Serotoninproduktion im Gehirn wirkt auf die Schmerzafferenz auf Rückenmarksebene. Die Wirkungsmechanismen umfassen:

- Modulation des Immunsystems
- Vegetative und sympatische Wirkung
- Einfluss auf Hormone und Neurotransmitter[1]

Die TCM umfasst zudem die Behandlung mit Heilkräutern, die teils in Geschmack, Aussehen und Geruch für westliche Sinnesorgane gewöhnungsbedürftig sind.

Die Einteilung der Kräuter für Rezepturen erfolgt nach Geschmack (süß, salzig, sauer, bitter, scharf), Temperaturverhalten (warm, kühl), Funktionskreisbezug (Funktionskreise der Organpaare Lunge/Dickdarm, Magen/Milz, Niere/Blase, Leber/Galle) sowie nach ihrer therapeutischen Wirkung. Nach ausführlicher Anamnese erfolgt eine Diagnose nach den Prinzipien der TCM als Basis für die Kräuterrezeptur. Die Heilkräuterbehandlung (Ben Cao Gang Mu) umfasst 1.892 verschiedene Medikamente, über 11.000 Rezepturen und 1.100 Abbildungen von Medikamenten.

TuiNa-Massage

Einen weiteren Schwerpunkt der TCM bildet die Manuelle Therapie bei Erkrankungen des Bewegungsapparates, bei inneren Erkrankungen

[1] Neurotransmitter sind Botenstoffe im Gehirnstoffwechsel.

(Kopfschmerzen, Störungen des Magen-Darm-Trakt, Menstruationsstörungen) bei neurologischen Erkrankungen (Paresen, Neuralgien) sowie bei pädiatrischen Erkrankungen (z.B. Infektionsanfälligkeit, Asthma, Bettnässen).

QiGong

Die Wirkung von medizinischem QiGong umfasst die Heilung und die Vorbeugung von Krankheiten sowie die allgemeine Stärkung der Gesundheit.

Hauptbestandteile der TCM-Behandlung

In China macht die Behandlung mit Chinesischer Arznei (fertige Medikamente oder Heilkräuter) 60% aus; Akupunktur und Moxabustion zusammen 20%. Aber 80% aller Schmerzpatienten werden mit Akupunkur und Moxa behandelt. Die Methoden TuiNa, QiGong, Diätetik und Traumatologie und Osteologie machen zusammen ca. 20% der Behandlungen in China aus.

In Deutschland liegt der Behandlungsschwerpunkt mit einem Anteil von 80% auf der Akupunktur. Es folgen mit kleineren Anteilen Heilkräuter-Behandlung, TuiNa, QiGong und Diätetik.

Unterschiede zwischen TCM und moderner westlicher Medizin

Die TCM unterscheidet sich von der modernen westlichen Medizin (MWM) in der Basistheorie, der Ätiologie (Krankheitsursachenbestimmung) / Pathologie, der Diagnostik, der Pharmakologie sowie der Therapie:

Hauptunterschiede MWM und TCM

	MWM	TCM
Basistheorie	Anatomie, Physiologie, Pathologie, Biochemie Histologie & Embryologie	Yin - Yang Lehre, 5 Elemente Lehre, Zang - Fu (Organe), Meridiane System, Jing - Qi - Xue (Energie - Lebensenergie - Blut)
Ätiologie	Bakterien. Viren usw.	7 Qing (Sieben innere Krankheitsursachen) 6 Yin (Sechs außere Krankheitsursachen)
Diagnostik	Einsatz von Medizintechnik zur Diagnostik	4 diagnostische Untersuchungsmethoden = Sehen, Hören, Tasten, Fragen 8 diagnostische Leitkriterien = Yin / Yang = Inneres / Äußeres (Grundkriterien) = Kälte / Hitze = Schwäche / Stärke
Arznei	chemische und/oder biologische Medikamente Nebenwirkungen	Heilkräuter, kleine Tiere keine Nebenwirkung bei richtiger Anwendung
Therapie	Medikamente Operation	Heilkräuter, TCM - Rezept Akupunktur

Basistheorien in der TCM

Eine Basistheorie der TCM ist die Yin-Yang-Lehre

Yin und Yang müssen im Körper im relativen Gleichgewicht sein. Ist dieses Gleichgewicht gestört, können Erkrankungen auftreten. Beispiele sind das Gleichgewicht zwischen Ruhe (Yin) und Bewegung (Yang) oder entsprechend Kälte und Wärme.

Grundlegend für die TCM ist zudem die Betrachtung von Qi (Energie) und Xie (Blut). Qi und Blut müssen ausreichend im Körper vorhanden sein und gut durch den Körper fließen können. Das Auftreten von Mangel oder Stau führt ebenfalls zur Erkrankung.

Als hauptsächliche Krankheitsursachen werden nach chinesischer Sichtweise „sieben Qing" und „sechs Yin" aufgeführt. Die sieben Qing (sieben innere Krankheitsursachen) beziehen sich auf die geistig-seelische Verfassung des Menschen und umfassen Zorn, Freude, Sorgen, Kummer sowie Angst mit dem jeweiligen Bezug zu einem bestimmten Organfunktionskreis und dem entsprechenden Element. Z.B.: Zorn –

Leber – Holz. Nach der Fünf-Elemente-Theorie bedeutet dies: Zorn/Ärger schadet dem Leberfunktionskreis. Oder: Zu viel Freude kann den Herzfunktionskreis beeinträchtigen. Zu viel Angst schadet den Nieren. Wenn nach TCM-Diagnose eine „Nieren-Schwäche" vorliegt, zeigt der Patient auch mehr Angstsymptome.

Die sechs Yin beziehen sich auf äußere Krankheitsursachen, wie z.B. Wind, (Sommer-)Hitze, Nässe, Trockenheit und Kälte. Auch hier gibt es wieder einen Bezug zu jeweils einem Organfunktionskreis und dem dazugehörigen Element. Z.B.: Nässe – Milz – Erde.

Die Organ-Funktionskreise

Die Organfunktionskreise bilden ein Herzstück der TCM. Allerdings hat diese Lehre im Westen zu einigen Verwirrungen geführt. Die Organe werden in der TCM zwar ebenso genannt wie in der schulmedizinischen Anatomie und scheinen deshalb zunächst vertraut, aber sie haben in der TCM eine völlig andere Bedeutung. Hier geht es um die Funktionskreise der Organe. Diese umfassen wesentlich mehr als nur das bezeichnete Organ. Und die TCM-Diagnose „Nieren-Schwäche" bedeutet zunächst nicht einen organischen Defekt der Niere.

Praxisbeispiele

Welche Ursachen gibt es nach der TCM bei Depressionen sowie Schlafstörungen und Schwindel?
Welche TCM-Methoden wendet man bei derlei Erkrankungen an?

Depressionen, Schlafstörungen und Schwindel haben nach der TCM einen Bezug zu den Organkreisen Herz, Milz, Leber und Nieren. Die Funktionen der einzelnen Organkreise nach der TCM soll die folgende Grafik verdeutlichen:

Depressionen, Schlafstörungen und Schwindel
haben hauptsächlich mit **Herz, Milz, Leber und Nieren** zu tun.
Funktionen nach TCM-Theorie

Das **Herz** / Dünndarm - Holz:	beherrscht den Geist „Shen“, kontrolliert die Sprache und bewegt Blut
Die **Milz** / Magen - Erde:	verteilt Nahrung, mit Sorgen/Denken zu tun bewegt Körperflüssigkeiten Sie ist die Hauptquelle von Blut und Qi-Energie.
Die **Leber** / Gallenblase - Holz:	speichert das Blut öffnet sich in den Augen haben etwas mit Wut, sauer, Wind zu tun
Die **Nieren** / Blase - Wasser:	beherrscht Wachstum, Knochen öffnet sich in den Ohren Sie steht in Verbindung zu den Knochen, Angst, Kälte.

Die wesentlichen Krankheitsursachen bestehen nach der TCM in einem Blutmangel oder einem Blutstau im Funktionskreis Herz/Dünndarm. Oft ist der Leberfunktionskreis betroffen. Die Leber gehört zum Element Holz und hat entsprechende Eigenschaften, wie z.B. „nach oben wachsen“.

Durch zu viel Ärger und Stress wird das Leber-Qi blockiert. Es entwickelt sich Leberblutstau oder Leberfeuer. Daraus entstehen Depressionen, Schlafstörungen, Kopfschmerzen, Schwindel, Sehstörungen oder auch Beklemmungsgefühl am Rippenbogen.

Der Funktionskreis Milz und Magen wird durch zu viele Sorgen und Grübeln beeinträchtigt. Nach der Fünf-Elemente-Theorie können dadurch Herz-Blut und Lungen-Qi nicht ausreichend produziert werden. So können Qi- und Blutmangel oder -stauung entstehen. Das kann neben Depressionen, Appetitstörungen, Müdigkeit, und allgemeinem Überforderungszustand auch schnellen Gewichtsverlust hervorrufen. Die Milz verteilt die Körperflüssigkeiten im Körper (in den Gefäßen). Ist diese Funktion durch zu viele Sorgen gestört, können Körperflüssigkeiten nicht mehr gut im Körper verteilt werden. Flüssigkeit wird gestaut, Schleim entsteht, der Mensch nimmt zu. Daraus können z.B. Atemnot, Husten, Schlafapnoe, Wassereinlagerungen resultieren.

Der Funktionskreis der Niere kann durch seelische und körperliche Überbelastung gestört werden. Nieren-Yin und Nieren-Yang-Energie werden verbraucht. Daraus folgt nach der TCM ein Yin- oder Yang-Mangel oder eine Disharmonie zwischen Nieren und Herz. Es können sich neben den bereits genannten Erkrankungsbildern auch Tinnitus, Rückenschmerzen, Lendenschwäche, Nachtschweiß (bei Yin-Mangel), kalte Füße (bei Yang- Mangel), Impotenz und Unfruchtbarkeit einstellen.

TCM-Therapien

TCM-Therapien wie Akupunktur, Moxibustion, Heilkräuter, QiGong etc. können eingesetzt werden, um das Herz-Blut zu stärken, um das Leber-Qi zu regulieren, um einen Leber-Blutstau zu lösen und das Leber-Feuer zu senken. Weiterhin können Milz und Magenfunktion gestärkt und Schleim ausgeleitet werden. Schließlich kann das Nieren-Yin oder Nieren-Yang gestärkt werden.

Fallbeispiele

Patient 1

Die Patientin ist 54 Jahre alt und klagt über seit sechs Jahren bestehende starke Depressionen und immer wiederkehrende Angstzustände sowie rechtsseitige Hüft- und Knieschmerzen. Die Ohrgeräusche (Tinnitus) hat sie seit 30 Jahren, seit vier Jahren Bluthochdruck.

Die Zungendiagnose nach der TCM ergibt folgenden Befund: weiß, dünn und glatt, hellroter Zungenkörper, an den Zungenrändern Zahneindrücke.

Der Puls nach der Methode der TCM ist tief und Qi-leer, dünn und etwas glatt.

Die Diagnose: Depressionen, Angst, Tinnitus, Hüft- und Knieschmerzen durch Nieren- und Milzschwäche.

Schwerpunkt der Behandlung: Klassische Körperakupunktur mit Ohrakupunktur und Akupressur.

Behandlungsverlauf:
09.08.04 1. Behandlung
11.08.04 2. Behandlung: keine Hüftschmerzen, Depressionen um 40 % gebessert
16.08.04 3. Behandlung: keine Knieschmerzen
30.08.04 7. Behandlung: Depressionen um 60-70 % gebessert
07.10.04 12. Behandlung: keine Depression, mehr Kraft

Patient 2

Das zweite Praxisbeispiel ist eine 76-jährige Patientin mit Schlafstörungen, die von Angstzuständen, Bluthochdruck, Halswirbelsäulen-Syndrom und Knieschmerzen begleitet sind.

Während des Patientengesprächs werden genauere Details erfragt. Die Schlafstörungen bestehen seit sechs Jahren, mit einer Schlafdauer von 3 bis 4,5 Stunden. Die Aufwachzeit ist meist um 4 Uhr morgens. Die Angstzustände bestehen seit vier Jahren, der hohe Blutdruck besteht seit drei Jahren. Nackenschmerzen und rechtsseitige Schulterschmerzen sind vor zwei Monaten zuerst aufgetreten, die linksseitigen Knieschmerzen bereits vor vier Jahren. Es liegt außerdem seit 25 Jahren eine Vergrößerung des rechten Schilddrüsenlappens vor. Appetit, Durst, Wasserlassen und Stuhl sind normal. Morgens besteht eine Mund-Trockenheit und seit sechs Wochen morgendliches Schwitzen.

Die Zungendiagnose ergibt: rote Färbung, Belag: dünn, weiß, Zungenwurzel leicht gelb

Puls: dünn, tief und gespannt.

TCM-Diagnose und Krankheitsursachen: Seit sechs Jahren vorliegende Schlafstörungen, seit drei Jahren mit Angstzuständen und oben genannten Begleitsymptomen durch Blutstau, Nierenschwäche und Disharmonie zwischen Niere und Herz.

TCM-Behandlung: Klassische Körperakupunktur und Ohrakupunktur während zwei Wochen täglich (Körperpunkte Di 11/4, Gb 31/34, i 10, Ni 3, Le3, Qiyan li).

Behandlungsverlauf:
16.06.04 1. Behandlung
16.06.04 2. Behandlung: 7 Stunden geschlafen, keine Schmerzen

17.06.04 3. Behandlung: 6,5 Stunden geschlafen, leichte Schmerzen nach langem Laufen
18.06.04 4. Behandlung: 8 Stunden geschlafen (21.00 bis 5.00 Uhr)
28.06.04 9. Behandlung: immer mehr als 7 Stunden geschlafen
30.06.04 11. Behandlung: Beschwerdefreiheit

Patient 3

Die 74-jährige Patientin klagt über starken Schwindel mit Erbrechen und Schlafstörungen seit ca. 8 Jahren. Im Jahr 2001 trat starker Schwindel mit Erbrechen etwa alle drei Wochen für ca. vier Stunden auf. Letzter starker Schwindel am 18. Juni 2001. Seit 2000 hat die Patientin einen Herzschrittmacher und ein künstliches Hüft- und Kniegelenk.

Zunge: hellrot, Belag: dünn, leicht gelb

Puls: tief, gespannt

TCM-Diagnose: Schwindel und Schlafstörungen durch Herz-Blutmangel und Nierenschwäche.

TCM-Therapie: Körperakupunktur und Ohrakupressur ca. 2 bis 3 x in der Woche (Körperpunkte Du20, SuShenCong, Bg20/31, Ex3, Di11, Hb6, Ma34, Gb34, Mi6; Ohrpunkte: Ohrspitze, Shenmen, Kopf, Herz, Niere, Neifenmi).

Behandlungsverlauf:
02.07.01 1. Behandlung
10.07.01 3. Behandlung: kein Schwindel, Wohlgefühl
13.08.01 10. Behandlung: nur geschwollene Augen morgens, sonst keine Beschwerden
20.08.01 12. Behandlung: manchmal morgens kurzer Schwindel (Therapieanpassung: mehr Akupressur)
27.08.01 15. Behandlung: Beschwerdefreiheit

Stellenwert dieser Diagnosen

Studien in den USA zeigen, dass über 10% der Amerikaner unter Depressionen leiden. 1995 sind Kosten von ca. 50 Milliarden US-Dollar direkt für die Behandlung von Depressionen und ca. 40 Milliarden indirekt durch Arbeitsunfähigkeit wegen Depressionen entstanden. In Deutschland leiden ca. 25% der Patienten einer allgemeinmedizinischen Praxis unter psychischen Erkrankungen. Jeder 3. Notarzteinsatz hat mit psychischen Krisen zu tun.

Die Depression ist seit jeher weltweit als eine der am häufigsten auftretenden psychischen Erkrankungen bekannt. Zur Zeit steht die Depression noch an vierter Stelle der am häufigsten diagnostizierten Krankheitsbilder. Für das Jahr 2020 wird erwartet, dass die Depression dann bereits an zweiter Stelle, gleich hinter den koronaren Herzkrankheiten stehen wird. Nach anderen Studien wird die Depression dann sogar an erster Stelle stehen.

Das zeigt, wie wichtig gute Vorbeugung und rechtzeitige Behandlung sind. Zur aktiven Vorbeugung stehen uns drei Methoden zur Verfügung:

- Moxibustion
- Selbstmassage
- QiGong

Zur Moxibustion stehen Wärmepflaster mit verschiedenen Kräutern zur Verfügung, die auf bestimmte Stellen, z.B. die Nierenregion, aufgelegt werden können. Bei der Selbstmassage (Akupressur) geht es darum, Punkte auf den Meridianbahnen zu drücken oder zu reiben. Die genaue Lage der Punkte können Meridiankarten entnommen werden.

Über Moxabustion und Selbstmassage sprechen Sie mit Ihrem Arzt oder Therapeuten, damit eine sachgerechte und gezielte Anwendung gewährleistet ist.

Als sehr wirkungsvoll, weil sehr breit wirksam, gelten QiGong-Übungen. Hier gibt es ein sehr weit gefächertes Angebot von ruhigen zu bewegten Übungen, die unter fachkundiger Anleitung so erlernt werden können, dass sie jederzeit zur Regulation und Harmonisierung von Körper und Geist angewendet werden können.

Ich wünsche Ihnen, dass Sie gesund bleiben – und alles Gute.

Dr. med. Christel Bugert

Reizdarmsyndrom und Rückenschmerzen

Zwei häufige Krankheitsbilder aus Sichtweise der westlichen und der Traditionellen Chinesischen Medizin – komplementär oder konträr?

In diesem Beitrag möchte ich über zwei Krankheitsbilder und ihre Betrachtensweise aus Sicht der TCM sprechen, die zu den am häufigsten diagnostizierten in unserer modernen westlichen Gesellschaft zählen. Lassen Sie mich vorab kurz eingehen auf einige wesentliche Unterschiede in der Bewertung von Gesundheit und Krankheit zwischen den beiden Medizinsystemen.

Wo stehen wir mit unserem Gesundheits-, oder sollte man besser sagen Krankheitssystem zu Beginn des dritten Jahrtausends? Moderne diagnostische Methoden wie Computertomographie (CT), Kernspintomographie, Magnetresonanztomographie (MRT) wurden immer weiter verfeinert, sodass wir heute in immer kleinere Kompartimente des menschlichen Körpers immer tiefer und differenzierter vordringen können. Das Genom, nicht nur der Mücke, sondern auch des Menschen scheint entschlüsselt. Organe und Gelenke werden ausgetauscht wie Ersatzteile beim Auto. Die Euphorie der neunziger Jahre, als man glaubte, mit den Fortschritten in der Gen- und Biotechnologie binnen Kürze den meisten chronischen Erkrankungen einschließlich Krebs Einhalt gebieten zu können, ist mittlerweile etwas abgekühlt. Aber die Liste der technischen Errungenschaften lässt sich noch lange fortschreiben. Wir leben so lange wie keine Generation vor uns. Dank Antibiotikatherapie und Impfprophylaxe stellen zahlreiche Erkrankungen, die noch zu Beginn des letzten Jahrhunderts für viele Menschen den nahezu sicheren Tod bedeuteten, zumindest derzeit keine große Gefahr in unseren Breiten mehr dar. Wir sollten also annehmen, dass die überwiegende Mehrzahl der Menschen in unserer zivilisierten Welt sich dieses langen Lebens gesund, leistungsfähig und glücklich bis ins hohe Alter erfreut.

Doch die Realität sieht anders aus: Statistische Untersuchungen der letzten Jahre zeigen, dass jeder 7. Bundesbürger, also etwa 15 % unserer Bevölkerung und somit etwa 10 Mio. Menschen, nachweislich krank sind. 2/3 davon leiden an einer chronischen Krankheit ohne Aussicht auf vollständige Genesung wie Asthma, Diabetes, Erkrankungen des rheumatischen Formenkreises, MS (Multiple Sclerose) o.a. Autoimmunerkrankungen. Sie müssen sich darauf einstellen, nie mehr richtig gesund und leistungsfähig zu werden, zeitlebens auf Medikamente angewiesen zu sein und Einschränkungen in ihrer Lebensqualität und -erwartung hinnehmen zu müssen.

Noch viel größer ist die Zahl derer, die an Allergien wie Neurodermitis, Pollenallergien, Heuschnupfen, Ekzemen oder Nahrungsmittelunverträglichkeiten leiden. Die jährliche Zuwachsrate dieser Störungen schätzt man auf ca. 10 %, d.h., dass in nicht allzu ferner Zukunft mehr allergische Kinder heranwachsen werden als gesunde!

Neben dem gesundheitspolitisch brisanten Problem der chronisch Kranken, das auch die Stagnation des medizinischen Fortschritts widerspiegelt, bedrückt uns ein mindestens ebenso großes weiteres Problem. Über 60 % der Bevölkerung fühlen sich krank, ohne dass sich bei ihnen mit Hilfe moderner Labordiagnostik oder bildgebender Verfahren nachweisbare krankhafte Befunde diagnostizieren lassen. Sie leiden an sog. funktionellen Beschwerden oder auch psychosomatischen Störungen wie Kopfschmerzen, Migräne, Schlafstörungen, Kreuzschmerzen, Verdauungsstörungen, Nervosität, Gereiztheit oder depressiven Verstimmungen… Die Liste dieser sog. „Befindlichkeitsstörungen“ lässt sich lange fortsetzen und ‚neue‘ Diagnosen wie Fibromyalgie, CFS (Chronisches Müdigkeitssyndrom), ADHS (Aufmerksamkeitsdefizit-Hyperaktivitäts-Syndrom), Colon irritabile und Panic disorder werden immer häufiger gestellt. Es handelt sich um Störungen, die die Lebensqualität der Patienten erheblich einschränken, zu einer Vielzahl von krankheitsbedingten Ausfalltagen führen und zu der Tatsache, dass über 40 % der Bundesbürger regelmäßig Arzneimittel nach eigenem Gutdünken einnehmen.

Auch mit der europaweit höchsten Arztdichte und einem Kostenaufwand von mittlerweile nahezu 100 Mrd. Euro jährlich für unser Gesundheitssystem, können wir diese Schwierigkeiten derzeit mit unserer westlichen Schulmedizin nur achselzuckend beobachten. Somit gilt es, zu diesen zwei Herausforderungen, zu den chronischen Erkrankungen, die lebenslanges Leid bedeuten, und genauso zu den funktionellen Beschwerden, die trotz ihrer vermeintlichen Harmlosigkeit den Alltag unerträglich machen können, einen neuen Zugang zu finden, einen anders gearteten ganzheitlichen Ansatz zu formulieren, um neue Möglichkeiten in der Therapie zu gewinnen.

Wie unterscheidet sich nun die TCM in ihrem Zugang zum kranken Menschen, in Diagnostik und Therapie von unserer westlichen Medizin?

Zunächst der philosophische Ansatz im Westen: der Arzt als Mechaniker.

Im 17. Jahrhundert löste der französische Mathematiker und Philosoph René Descartes im Abendland eine naturwissenschaftliche Revolution aus. Seine Einführung der analytischen reduktionistischen Beweisführung bildete die Grundlage einer neuen Wissenschaftsphilosophie, die dann auch zur Philosophie der modernen Medizin wurde. Descartes verstand die Welt und auch den menschlichen Körper als Maschine und verglich einen gesunden Menschen mit einer gut funktionierenden Uhr. Er zog eine strikte Trennlinie zwischen Geist und Materie. Innerhalb dieser Weltanschauung betrachtet man die Natur und den Menschen als Maschinen, die von mechanischen Gesetzen regiert werden. Wenn Menschen zu Maschinen werden, wird der Arzt zum Mechaniker. Er führt von Zeit zu Zeit eine Routineinspektion durch, aber normalerweise greift er nur ein, wenn ein Defekt, eine Panne zu beheben ist. Er untersucht die Maschinerie, ersetzt defekte Teile und bringt die Maschine wieder zum Funktionieren.

Die Verflechtung von Naturwissenschaft, Industrie und Medizin hat im Westen auch zu einer immer weiter gehenden Spezialisierung geführt. Die Spezialisten kennen sich hervorragend aus in immer feineren Bereichen der Organsysteme (vom Allgemeinmediziner über den Internisten zum Gastroenterologen und dazwischengeschaltet noch die Diagnostiker wie Radiologen und Labormediziner).

Für Mechaniker ist es praktisch, wenn die Teile der Maschine standardisiert und uniform sind. Standardisierte Krankheiten haben bekannte Ursachen, und Behandlungsabläufe können ebenfalls standardisiert werden. Diese Sichtweise konzentriert sich auf die Aspekte, die bei allen Menschen gleich sind, und neigt dazu, die Aspekte zu übersehen, die Menschen einzigartig machen und von anderen unterscheiden. Wenn für eine Gruppe von Menschen dieselbe Diagnose gestellt wird, dann erhalten sie meist auch dieselbe Therapie.

Ganz anders der Denkansatz der östlichen, über Jahrhunderte entwickelten Gesundheitssysteme

Die fernöstliche Philosophie, die neben der TCM auch der ayurvedischen und der tibetischen Medizin zugrunde liegt, basiert auf der Prämisse, dass sich alles Leben im Kreislauf der Natur vollzieht. Die Natur und als Teil der Natur auch der menschliche Organismus ist ein einheitliches System mit polaren und komplementären Aspekten: Yin und Yang. Der ganzheitliche Ansatz sieht den Menschen als Einheit von Körper, Seele und Geist, als Mikrokosmos der Natur. Ideal ist es, wenn die Organsysteme, Körper, Denken und Fühlen wie ein harmonisches Landschaftsbild im Einklang stehen und anpassungsfähig auf die Veränderungen in der Umgebung reagieren können. Krankheit wird definiert als Disharmoniemuster in diesem Mikrokosmos. In der TCM versucht man, Disharmonien erst gar nicht entstehen zu lassen – Prophylaxe geht vor kurative Verfahren! – bzw. zu reorganisieren und zu harmonisieren. Die chinesische Medizin behandelt Zustände, während sich die westliche mit Ursachen beschäftigt. Für einen chinesischen Arzt geht es wie für den Dirigenten einer Sinfonie nicht darum, wie ein Instrument einen Klang erzeugt, sondern um das Klangmuster und die Harmonie aller Instrumente in ihrem Zusammenspiel.

Zusammenfassend lassen sich einige wesentliche Unterschiede zwischen TCM und westlicher Schulmedizin herausstellen:

1. Die TCM versucht, einen Menschen mit seiner spezifischen Persönlichkeit, seinen Stärken und Schwachstellen in seinem Umfeld richtig zu erkennen und mögliche Problemfelder prophylaktisch anzugehen. „Man gräbt den Brunnen nicht erst, wenn man durstig ist!"
2. In der TCM gilt der ganzheitliche Ansatz, den Menschen als individuelle Einheit von Körper, Seele und Geist in seinem Umfeld zu sehen. Das gilt für die Diagnosestellung genauso wie für die Therapie, die individuell auf jeden Patienten, seine Symptome im Kontext mit seinen Lebensumständen, seinen beruflichen, Ernährungs- und sonstigen Lebensgewohnheiten, den klimatischen Bedingungen usw. und dann weiterhin auf die Veränderung seiner Symptome mit Heilungsfortschritt, Jahreszeiten usw. zugeschnitten wird.
3. Im westlichen Medizinsystem steht für Diagnostik wie auch Therapie im Vordergrund, quantifizierbare, messbare Diagnosen zu erstellen. Nur was morphologisch fassbar und quantifizierbar ist, kann erfolgreich therapeutisch angegangen werden.

Für diesen Beitrag wurden, um die spezifische Vorgehensweise der TCM zu erläutern, zwei Krankheitsbilder ausgewählt, die in unserer Zeit und Gesellschaft zu den häufigsten Krankheitsbildern gehören und die für die betroffenen Patienten einen enormen Leidensdruck bedeuten und für die Volksgesundheit zu einigen Millionen Fehltagen und einem enormen jährlichen Kostenaufwand führen.

Beginnen möchte ich mit dem Reizdarmsyndrom, auch Colon irritabile genannt. Mehr als 1/3 der Menschen in der westlichen Welt leiden zumindest zeitweise unter den typischen Symptomen des Colon irritabile, des Reizdarmsyndroms – eine Diagnose, die man vor 25 bis 30 Jahren in den wenigsten medizinischen Lehrbüchern fand. Mittlerweile gehört sie zu den am häufigsten diagnostizierten funktionellen Störungen in allgemein-medizinischen und internistischen Praxen in den USA genauso wie in Europa.

In Deutschland erkrankt daran inzwischen jeder Fünfte. Betroffen sind überwiegend Menschen jungen und mittleren Alters zwischen 20 und 50, Frauen scheinen 2-3mal häufiger betroffen zu sein. Vielleicht achten sie aber auch nur besser auf ihren Körper und seine Probleme und suchen häufiger Hilfe, während Männer diese Probleme als ‚normal' ansehen und lange ignorieren.

Was versteht man unter der Diagnose „Reizdarmsyndrom"?

Es ist eine funktionelle Darmstörung, die mit folgenden Symptomen einhergeht:

- krampfartige und stechende Bauchschmerzen und Missempfindungen im gesamten Bauchbereich, die sich nach Stuhlgang bessern,
- Blähbauch (Meteorismus) mit festsitzenden, Schmerzen verursachenden Blähungen,
- veränderte Stuhlfrequenz: Durchfall oder Verstopfung, häufig beide Symptome im Wechsel, und veränderte Stuhlzusammensetzung (wässrig, breiig oder hart), häufig auch mit Schleimbeimengungen.

Treffen diese Symptome innerhalb eines Jahres während insgesamt mindestens 12 Wochen zu und lassen sich keine anderen Ursachen für die Beschwerden finden, gilt die Diagnose Colon irritabile als gesichert!

Beschwerden, die nicht den Verdauungstrakt betreffen, aber oft mit der Erkrankung einhergehen, sind:

- Kopf- oder Rückenschmerzen, Migräne, Verspannung, Müdigkeit und Erschöpfung, Abgeschlagenheit, Konzentrations- und Schlafstörungen und andere psychosomatische Beschwerden oder psychische Auffälligkeiten wie depressive Verstimmung, Reizbarkeit oder Panikattacken.

Funktionelle Störung bedeutet, dass die normale Organfunktion gestört ist, es aber keine Veränderungen der Organstrukturen gibt oder dass gar eine bösartige Ursache für die Beschwerden nachweisbar ist.

Häufig finden sich Nahrungsmittel-Unverträglichkeiten oder allergische Reaktionen z.B. auf Früchte, Nüsse oder Milchprodukte, häufig auch Appetitlosigkeit, manchmal im Wechsel mit Heißhunger auf bestimmte Nahrungsmittel.

Typisch ist auch, dass die Symptome sich unter Stress und Überforderung oder bei emotionalen Konflikten verstärken und dass sich die Patienten häufig während ihres Urlaubs besser fühlen.

Menschen, die über diese Probleme klagen, durchlaufen häufig die gesamte aufwendige Diagnostik: Laborparameter, Blut und Stuhl, Gastro- und Coloskopie, Sonographie, Röntgen…, um eine Tumorerkrankung, Infektionen, Colitis ulcerosa, Morbus Crohn, Ulcera o.a. schwere Erkrankungen von Magen, Darm, Leber und Gallenblase auszuschließen. Ihr Leidensdruck ist häufig hoch.

Alle, Arzt wie Patient, sind dann zufrieden, wenn alle Befunde negativ sind. Morphologisch lassen sich im Dickdarm bei einer Coloskopie mit Biopsie keine entzündlichen Veränderungen nachweisen, auch die Laborparameter sind meist unauffällig.

Der Arzt verordnet Medikamente, die spasmolytisch (krampflösend) und beruhigend wirken, Säurehemmer oder Präparate, um die Verdauung zu normalisieren und die Darmflora auszugleichen, nicht selten auch Psychopharmaka. Manchmal rät er auch zur Ernährungsumstellung und Entspannungsübungen oder, wenn ihm der Patient psychisch auffällig erscheint, zu Psychotherapie. Meist bleibt es aber in heutigen Zeiten des Sparzwangs bei der freudigen Mitteilung: „Wir haben nichts Schwerwiegendes gefunden!“ Es ist auch nicht nötig, den Patienten nach einiger Zeit wieder einzubestellen. Da der Leidensdruck groß ist und anhält, findet sich der Patient bald wieder in der Praxis ein und bittet erneut um Hilfe, denn „irgendetwas muss doch sein, so schlecht wie ich mich fühle!“

In der TCM gibt es kein entsprechendes Analogon zur westlichen Diagnose. Wenn sich zehn Patienten mit den o.g. Symptomen präsentieren, so erfahren sie wohl unterschiedliche Syndrom-Diagnosen, abhängig von ihrer Konstitution, den Begleitsymptomen, Ernährungs- und Lebensgewohnheiten. Es gibt in der TCM nicht *den* ‚Reizdarmpatienten‘, obwohl meistens ein Disharmoniemuster vorherrschend ist: nämlich ‚Leber-Qi-

Stagnation, die auf Milz und Magen übergreift', häufig bei zugrunde liegender Milz-Qi-Schwäche (somit: ,Holz überwindet Erde').

Als Pathogenese sieht man dauernde emotionale Anspannung, häufig bei falschen Ernährungsgewohnheiten. Es wurde festgestellt, dass eine klare Korrelation zwischen der Schwere und Häufigkeit der Symptome und dem Stressniveau der Betroffenen besteht.

Eine Verschlimmerung oder ein Wiederaufflackern der Erkrankung kann z.B. ausgelöst werden durch das Essen ungewöhnlicher, exotischer, extrem fetter oder gewürzter Speisen oder einfach dadurch, dass jemand zuviel auf einmal isst und trinkt. Auch Antibiotika, Analgetika oder Hormone können die Symptome beeinflussen.

Auch für den TCM-Therapeuten ist natürlich in der Diagnostik der Ausschluss eines Tumors, von Colitis ulcerosa und Morbus Crohn wichtig, wobei letztere beide auch sehr gut auf die Phytotherapie der TCM ansprechen, wie ich während meiner Hospitation in der TCM-Klinik Kötzting an einigen schweren Fällen von Colitis und Crohn-Patienten sehen konnte.

Die Anamnese wird in der TCM diagnostisch ergänzt durch den Zungenbefund und die Pulsdiagnose.

Die Leber ist das Organ, das bei der Verarbeitung von Stress und bei der Ausscheidung stressbedingter Abfallstoffe die Hauptrolle spielt. Jede Störung des freien Flusses von Qi und Blut beeinträchtigt unmittelbar die Funktion der Leber. Wenn das Leber-Qi stagniert, treten häufig akute Bauchschmerzen, Spannungsgefühle im Epigastrium (mittlerer Oberbauch) und Übelkeit auf.

Ein Mangelzustand des Milz-Qi führt zu Problemen beim Transport, der Absorption und Assimilation der Nährstoffe und verursacht weichen Stuhl, Blähungen, Müdigkeit und Energiemangel. Die Leber kontrolliert die Milz, und wenn das Milz-Qi geschwächt ist, wird sie dominant. Zu den Symptomen für „Überwindung der Milz durch die Leber" zählen Durchfall oder Verstopfung oder beide im Wechsel sowie akute Schmerzen und Spannungs- und Völlegefühl im Ober- und Unterbauch.

Ist die Leber zu dominant, beeinträchtigt sie auch die naturgemäß nach unten gerichteten Aktivitäten des Verdauungssystems. Infolgedessen rebelliert der Magen, wodurch Übelkeit, saures Aufstoßen oder auch Erbrechen verursacht werden können.

Was können wir mittels TCM nun therapeutisch tun?

Nahezu immer ist eine diätetische Beratung und eine Umstellung der Ernährung hilfreich. Nahrungsmittel-Unverträglichkeiten oder -Allergien können auch mittels Lactosetoleranztest oder RadioAllergoSorbent-Test (RAST) ausgeschlossen werden.

Im Allgemeinen sollten Patienten, die an Reizdarmsyndrom leiden, keine scharfen, stark gewürzten Speisen essen. Auch fettreiche gebratene Speisen sind zu meiden.

In vielen Fällen ist es sinnvoll, den Genuss von Milchprodukten, Süßigkeiten und kalten Nahrungsmitteln einzuschränken. Hierzu zählen auch die im Westen so gelobte Rohkost, Salate, Joghurt zum Frühstück usw.

Empfehlenswert sind neben ballaststoffreicher milder Mischkost insbesondere Nahrungsmittel mit Funktionskreisbezug Leber und Milz, Nahrungsmittel, die die Mitte wärmen wie Getreideprodukte, Möhren, Kürbis, Weizen, Dinkel, Grünkern, Reis, dazu scharf-warme oder kühle – je nach sonstiger Konstitution – Gewürze wie Ingwer, Thymian, Pfefferminze.

Wichtig ist ausreichende Flüssigkeitszufuhr und statt eiskalter Getränke, statt Cola, Milch, Kaffee oder Alkohol besser lauwarmes stilles Wasser, Ingwerwasser, lauwarme Kräuter- oder Früchtetees.

In der Diätetik der TCM kommt neben dem, was man isst, eine ebenso große Bedeutung zu, wie man seine Ernährung gestaltet. Unregelmäßiges, hastiges Essen, Nahrungsmittelzufuhr so nebenbei, während der Fernseher läuft oder in Verbindung mit geschäftlichen Diskussionen, zu späte Nachtmahlzeiten, dazu Alkohol, all das belastet die Funktionskreis Leber und Milz/Magen.

Sehr gut spricht das Colon irritabile auf Akupunktur an. (Viele ärztlichen Kollegen und auch Patienten haben mittlerweile erkannt und anerkannt, dass Akupunktur bei Schmerzproblemen wie Migräne, Gelenk- oder Rückenschmerzen, worauf ich anschließend noch zu sprechen kommen werde, hilfreich sind und wirklich Erstaunliches bewirken können. Dass Akupunktur auch bei Darmproblemen, bei gynäkologischen oder psychischen Problemen sehr hilfreich sein kann, ist für viele neu und rätselhaft.)

Tatsächlich können wir mittels bewährter Punkte auf den Leitbahnen von Magen, Milz, Leber und Gallenblase sehr wohl erfolgreich und mittels weniger Sitzungen das Qi bewegen, die Leber besänftigen und die Mitte stärken.

Hier bieten sich Punkte an wie Ma 36 und 25, MP 3, 6, 9, die Back-Shu Bl 18, Bl 20, 21, Le 3 und 13, Pe 6 und 7, SJ 6, Ren 6 und Ren 12. Daneben können als weiter gehende Therapieansätze wie „Öffnen der Four Gates" (Di 4 und Le 3 beidseits) oder Punkte auf den Außerordentlichen Meridianen hilfreich sein. Auch Moxa mit oder ohne Nadel, besonders Moxa an Ren 8 kann bei Kälte- und Mangelzeichen indiziert sein.

In TCM-Praxen, sofern die Therapeuten kundig sind in chinesischer Phytotherapie, oder in TCM-Kliniken macht die Akupunktur etwa 1/4 der therapeutischen Maßnahmen aus, mehr als 2/3 die Kräutermedizin. Dabei gelangen mehr als 700 Kräuter (und einige Mineralien und tierische Substanzen) zum Einsatz. Über Jahrhunderte wurden einige Tausend Rezepturen in den alten Klassikern niedergeschrieben. In der TCM werden vom Patienten erlebte Symptome und Befunde der Zungen- und Pulsdiagnostik übersetzt in Syndrommuster. Diese Muster erfordern modifizierte, zeitgemäße auf unsere moderne westliche Lebensweise und jeden Patienten individuell zugeschnittene Rezepturen.

Phytotherapeutisch gibt es für Reizdarm sehr viele Ansätze. Eine bei Vorherrschen der MiIz-Qi-Schwäche angewandte Rezeptur ist z.B. „ShengLingBaiZhuSan" (mit Ginseng, Poria, Atractylodes macrocephaleae), bei Disharmonie von Leber und Milz verordnet man häufig „TongXieYaoFang", ein wichtiges Rezept für schmerzhaften Durchfall. Auch andere Standardrezepturen wie Bupleurum Dekokt („ChaiHu-Tang") oder „XiaoYaoSan" („Pulver der heiteren Gelassenheit") gelangen, häufig modifiziert und ergänzt, zum Einsatz.

Es würde den Rahmen dieses Beitrags sprengen, die chinesische Kräutertherapie ausführlich zu thematiseren. Sicher ist, dass das Reizdarmsyndrom und andere chronische Darmerkrankungen gut auf Therapieverfahren der TCM ansprechen. Neben Akupunktur und Phytotherapie kommen ergänzend Entspannungstechniken und -methoden zum Stressabbau zum Einsatz, wozu sich insbesondere QiGong- und TaiJi-Übungen sehr gut eignen, aber auch Yoga und verschiedene Meditationstechniken.

Allerdings sind mindestens zehn Akupunktur-Behandlungen (anfangs zweimal pro Woche) und die Einnahme der Kräuter für einige Monate erforderlich. Denn oft sind die Lebensgewohnheiten und Belastungen, die der Problematik zugrunde liegen, nicht leicht zu verändern, und die Probleme treten erneut auf. Deswegen sind häufig sog. ‚Erhaltungsbehandlungen' erforderlich.

Zum Schluss möchte ich noch kurz auf den Problemkreis Rückenschmerzen eingehen. Kaum ein Mensch in unserer Kultur, der älter als 40 ist, hat nicht schon zeitweise unter Rückenschmerzen gelitten. Bereits bei den 30- bis 60-Jährigen beträgt die Häufigkeit von Rückenschmerzen 60-80 %, mehr als 60 % der Kur- und Invaliditätsanträge werden allein deswegen gestellt. Nur für die Behandlung von Schmerzen der Lendenwirbelsäule fallen jährlich Kosten im dreistelligen Mio.-Eurobereich an.

Erkrankungen des Bewegungsapparates kommen in jeder Allgemeinpraxis sehr häufig vor. Dies ist nicht überraschend, wenn man den großen Umfang des muskuloskelettalen Systems bedenkt und wie stark dieses äußeren Einflüssen ausgesetzt ist. Die komplexe Versorgung des Rückens mit seinen komplexen degenerativen Veränderungen stellen Mediziner vor vielfältige Probleme. Anscheinend sind die meisten Gewebe im Rücken – Muskeln, Bänder, Intervertebralgelenke und Bandscheiben – in der Lage, Schmerzen hervorzurufen.

Die TCM kann zur Behandlung dieser Probleme viel beitragen. Die Theorie der TCM liefert wichtige Sichtweisen über Ursache und Art der meisten Störungen des Bewegungsapparates. Manches davon kann man mittels der westlichen naturwissenschaftlichen Medizin nicht erkennen. Die Techniken der TCM wie Akupunktur und Moxibustion bilden für sich genommen schon wirksame Behandlungsmethoden, sind aber auch in Verbindung mit anderen Therapieformen sehr nützlich.

Dem trägt auch der Modellversuch der gesetzlichen Krankenkassen Rechnung, der die Akupunktur bei bestimmten Indikationen, darunter Rückenschmerzen, abrechnungsfähig macht.

Auch in der TCM unterscheidet man natürlich je nach Lokalisation Erkrankungen im Bereich der Halswirbelsäule und der Schultern sowie Schmerzen im unteren Rücken, wobei insbesondere die Segmente L4 bis S1 Schwachstellen in der Kette der aufrecht erhaltenden Strukturen des Körpers darstellen. Deshalb kommt auch der Behandlung der Schmerzen im Bereich der Lendenwirbelsäule eine große Bedeutung zu.

Aus Sichtweise der TCM wird der untere Rücken von der Blasenleitbahn und dem Lenkergefäß dominiert. Auch die Nieren-Leitbahn spielt eine Rolle. Somit wird dieser Bereich vom Wasserelement beherrscht.

Die Emotion, die mit dem Funktionskreis Wasser in Beziehung steht, ist Furcht. Spannung in den langen Lendenmuskeln, die infolge von Ängstlichkeit, Unsicherheit, Anspannung entsteht, ist häufig ein wichtiger Faktor, der zur Entstehung und Verschlimmerung der Beschwerden beiträgt.

Das Klima, das mit Wasser korreliert, ist Kälte. Der untere Rücken wird durch Kälte und feuchte Kälte besonders stark beeinträchtigt.

Außerdem spielen Störungen der inneren Organe Niere und Blase (im westlichen wie im TCM-Sinn) eine Rolle. Ein Yin-Mangel der Niere kann zu dumpfen Schmerzen im unteren Rücken führen. Ein Yang-Mangel erzeugt häufig ein Gefühl von Kälte und Schwäche. Diese Symptome einer konstitutionellen Schwäche sollten erkannt und bei Patienten mit chronischen Rückenschmerzen mit behandelt werden.

Bei der Behandlung dieser doch eher äußerlichen Erkrankung des Bewegungsapparates ist es von Vorteil, zwei Anschauungsweisen zu haben. Einerseits spricht man im Rahmen der westlichen Medizin von Muskeln, Bändern, Knorpeln, Knochen etc. In diesem Modell liegt die Betonung auf der Struktur und beschreibt ihre Lage zueinander und die Zusammenarbeit aller Elemente in einer ziemlich mechanischen Art und Weise.

In der TCM bezieht man sich mehr auf die Funktionen, und in weiten Teilen stellt das Gesamtbild das zentrale Element und das einzelne Teil eher etwas Sekundäres dar, was sich davon ableitet.

Die beiden medizinischen Systeme sind unterschiedlich orientiert. Aber die Chinesen lehren uns, dass Gegensätze auch komplementär zueinander stehen und sich gegenseitig ergänzen. Deshalb können wir beide Systeme auch gemeinsam nutzen.

Es ist ja nicht so, dass der westliche mechanischere Zugang die Funktion ignoriert oder dass die TCM die Anatomie missachtet. Aber die Prioritäten liegen in beiden Systemen unterschiedlich. Jedes System hat im Vergleich mit dem anderen Vorzüge und Schwächen.

Die westliche, naturwissenschaftlich orientierte Schulmedizin hat eine ungeheuer detaillierte Darstellung der Physiologie und Anatomie entwickelt, die von der Molekularstruktur bis zu den kompletten Körperteilen reicht. In Kombination mit den detailgenauen Diagnosemethoden ist dies ein ausgezeichnetes System für die Untersuchung der strukturellen Anteile der Erkrankungen.

Auch die Therapie mit entzündungshemmenden und analgetischen Mitteln und mit der spektakulären Ersatzteilchirurgie kann sehr hilfreich sein.

Es gibt andererseits aber deutliche Grenzen für den Einsatz der schulmedizinischen Arbeitsweise. Diese konzentriert sich auf die Symptome und ignoriert dabei häufig den Zusammenhang, den Gesamtorganismus, den Menschen. Da die Strukturen betont werden, gibt es die Tendenz, nach strukturellen Gewebeveränderungen zu suchen und diese zu therapieren, andere wichtige Faktoren wie die Konstitution, den Allgemeinzustand, Arbeitsbedingungen und psychologische Faktoren aber zu vernachlässigen.

Man kann von Befindlichkeitsstörung, Ungleichgewicht oder Syndrommuster sprechen, was bei einem Menschen schon einige Zeit vor dem Auftreten struktureller Veränderungen sichtbar wird. Die Funktion der Gewebe ist bereits verändert, ohne dass strukturelle Veränderungen diagnostiziert werden.

Oft ist der westliche Zugang nicht geeignet, Erkrankungen in dieser Frühphase zu diagnostizieren und zu behandeln. Die Therapie besteht hier meist aus korrigierenden Maßnahmen, entzündungshemmenden Medikamenten, Analgetika, dem Entfernen von Gewebe oder chirurgischen Reparaturen. Es gibt nur wenige Behandlungsmöglichkeiten, die eine normale Funktion unterstützen.

Der Zugang der TCM ist breiter und allgemeiner. Hier handelt es sich um ein ganzheitliches System. Man betrachtet den Kontext zwischen den Körperteilen, insbesondere zwischen denen, die mit der Organisation der innerlichen Funktionen beschäftigt sind, als auch den mehr mechanischen und anatomischen Zusammenhängen. Damit ist dieses System geeignet, Probleme zu erkennen und zu behandeln, die noch funktionell sind, ehe sie strukturelle Veränderungen hervorgerufen haben.

Die Behandlungstechniken der TCM, wie Akupunktur und Moxibustion, der Einsatz von Kräutern, aber auch TuiNa-Massage und QiGong, können die Funktion beeinflussen und die unterschiedlichen Beziehungen zwischen den verschiedenen Anteilen des Körpers in einer Weise deutlich machen, wie sie die westliche Schulmedizin oft nicht erreichen kann.

Wichtig ist, dass in der TCM Rückenschmerzen nicht gleich Rückenschmerzen sind. Auch hier sind diverse Syndrommuster als Ursache der Schmerzen zu sehen, und die Therapieansätze mit Nadeln wie auch Kräutern sind dementsprechend unterschiedlich.

Diese Sichtweise trägt auch dem Fakt Rechnung, dass Menschen mit ähnlichen CT-/Kernspinbefunden unterschiedlich schwer an ihrer Erkrankung leiden. Offensichtlich scheinen auch hier die Lebensweise, falsche oder zu wenig Bewegung und psychische Faktoren eine Rolle zu spielen.

Die wichtigste Einschränkung der TCM besonders in Bezug zum Bewegungsapparat und seinen Problemen ist der Mangel an Spezifität. Wenn man ausschließlich TCM-Methoden anwendet, bekommt man oft nur schwer einen Überblick über den genauen Umfang eines Problems, welche Gewebe beteiligt sind und welche Prognose zu erwarten ist.

Die Arbeit mit beiden gedanklichen Modellen ermöglicht es uns, die jeweiligen Schwächen bis zu einem gewissen Maß zu kompensieren. So können wir nach den Prinzipien der TCM behandeln – mit Akupunktur und Moxa, Phytotherapie und TuiNa-Massage – aber mit einem detaillierteren Verständnis für die strukturellen und mechanischen Probleme durch Kenntnis der westlichen Medizin.

Es lassen sich besser geeignete Therapiekonzepte entwerfen und eine bessere Prognose treffen, wenn man die Möglichkeiten beider Systeme nutzt.

Dieses Herangehen akzeptiert auch die Realitäten in unserer westlichen Heimat. Wenn die Prinzipien und Techniken der TCM eine größere Rolle bei vielen Erkrankungen in unserem Gemeinwesen spielen sollen, müssen TCM-Therapeuten die hier gebräuchliche, also die wissenschaftliche Sprache der modernen Medizin sprechen können. So kann es gelingen, beide Systeme mit ihrem theoretischen Hintergrund, ihren diagnostischen Methoden und ihren therapeutischen Möglichkeiten zu nutzen.

Dr. med. Hans Lampe/Du Hong

Traditionelle Chinesische Medizin (TCM) in der Tumorbehandlung

Seit den 60er Jahren konnten deutliche Fortschritte in der Behandlung von Tumorerkrankungen erzielt werden. Durch den koordinierten Einsatz von Operation, Bestrahlung und Chemotherapie konnten Heilungsaussichten, Überlebenszeiten und Lebensqualität der Patienten über die Jahrzehnte verbessert werden. Bei einzelnen Tumorarten bestehen heute gute Heilungsaussichten (Hodenkarzinom über 80 %, Leukämien über 40 %), bei anderen kann die Überlebenszeit verlängert (Brustkrebs, Darmkrebs) und die Lebensqualität verbessert (Magenkrebs, Nierenkrebs) werden. Die in den letzten Jahren neu entwickelten Substanzen wie Antikörper, Angiogenesehemmstoffe (hemmen die Blutversorgung des Tumors) oder Signalinhibitoren (bremsen den Wachstumsimpuls zur Zelle) versprechen weitere Fortschritte.

Wenn wir als **Ziel der Tumorbehandlung** ein möglichst langes Leben mit möglichst guter Lebensqualität sehen, ist einiges erreicht. Doch können bis heute viele Tumorarten nicht geheilt werden, und bei den meisten Patienten wünschen wir uns weitere Verbesserungen der Lebensqualität. Welchen Beitrag kann die TCM hier zusätzlich leisten?

Die oben beschriebenen 3 Säulen der Tumorbehandlung (Operation, Bestrahlung, Chemotherapie) zielen alle auf eine Zerstörung des Tumors und nehmen dabei Nebenwirkungen an gesunden Körperanteilen notwendigerweise in Kauf. Die TCM setzt in erster Linie auf eine Stabilisierung der gesunden Körperanteile und stellt somit eine interessante Ergänzung zu den anderen Verfahren dar. Ihre diagnostischen und therapeutischen Stärken sowie die Möglichkeit, sie als vierte Säule in einem erweiterten Therapiekonzept zu integrieren, sollten daher in wissenschaftlichen Untersuchungen geprüft werden.

Wir möchten im Folgenden den derzeitigen Stand des Wissens und Möglichkeiten der Weiterentwicklung diskutieren.

A. Das allgemeine therapeutische Vorgehen

Wie die meisten bekannten und verbreiteten Medizinsysteme gehen TCM und Europäische Medizin generell ähnlich vor. Der Patient kommt mit bestimmten Beschwerden zum Arzt. Dieser äußert aufgrund der geschilderten Symptome eine Verdachtsdiagnose und versucht diese durch weitere Untersuchungen zu präzisieren. Am Ende der Diagnostik sollte eine möglichst genaue Diagnose stehen, die ein gezieltes therapeutisches Vorgehen ermöglicht. Eine anhaltende Besserung der Beschwerden belegt die Richtigkeit des diagnostischen und therapeutischen Weges. Generell muss also eine Abweichung vom Normalen/Gesunden erkannt, im System eingeordnet und einer sinnvollen Behandlung zugeführt werden. Dazu bedarf es einer fundierten Theorie zur Klassifizierung der Abweichung/Krankheit und Ableitung eines therapeutischen Vorgehens. Dieses muss dann an den einzelnen Patienten angepasst werden.

B. Europäische Medizin (EM)

Unser Vorgehen in der westlichen Medizin folgt der Theorie einer kausalen Analyse. Das heißt, wir versuchen, für eine bestehende Erkrankung möglichst die zugrunde liegende Ursache zu erkennen und zu behandeln. Als Beispiel kann ein Patient mit einer Abwehrschwäche dienen, aufgrund derer es zu einem bakteriellen Infekt kommt, welcher sich unter dem Bild einer Pneumonie zeigt. Unser Ziel ist es die Ursache der Pneumonie zu erkennen, möglichst genau zu definieren und zu behandeln. Daraus ergibt sich als Stärke dieses Medizinsystems, eine möglichst präzise definierte Ursache gezielt zu behandeln.

C. Traditionelle Chinesische Medizin (TCM)

Die Grundlage der TCM ist das daoistische Gedankengebäude. Dieses beruht auf exakter Beobachtung der Natur und ihrer Funktionsabläufe. Diese werden zunächst beschrieben als Yin- und Yang- Wechselspiel. Ruhendes Yin geht in bewegtes Yang über, welches wieder ruhendes Yin hervorbringt, usw. Dieses Bild wird ausgeweitet in den Übergang der vier Jahreszeiten ineinander und findet sich in der Theorie der fünf Wandlungsphasen wieder:

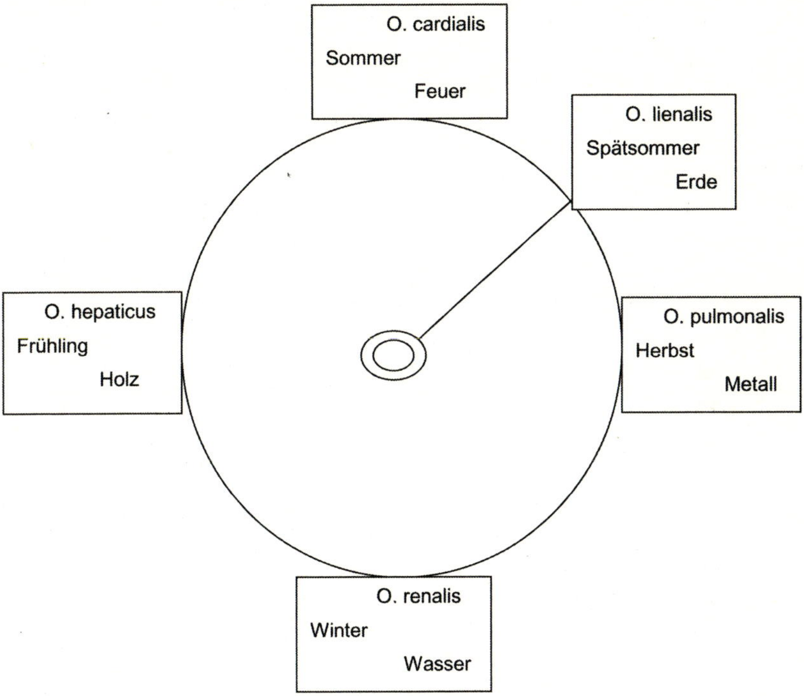

Abb. 1: Wandlungsphasen

Dieser Zyklus des Einander-Hervorbringens und Kontrollierens ist sodann zur Beschreibung anderer Phänomene des Lebens anwendbar. Bezogen auf die Medizin sprechen wir von den fünf Wandlungsphasen oder Orbes (O. pulmonalis, O. renalis, O. hepaticus, O. cardialis, O. lienalis), welche sich bei einem gesunden Menschen im Gleichgewicht befinden. Störungen dieses Gleichgewichtes sind durch innere (Ärger, Traurigkeit, Freude etc.) wie äußere (Wind, Kälte, Feuchtigkeit etc.) Ursachen möglich.

In der Diagnostik werden die Störungen in den Funktionskreisen mit Hilfe der Leitkriterien, welche aus vier Paaren bestehen, beschrieben:

Leitkriterien:	Yin	–	Yang
	Tiefe	–	Oberfläche
	Kälte	–	Hitze
	Leere	–	Fülle

Mit ihrer Hilfe kann der erfahrene Arzt eine Krankheit sicher einordnen und eine therapeutische Konsequenz herleiten.

Ein Beispiel soll dieses veranschaulichen: Der *Funktionskreis der Lunge* (O. pulmonalis) ist für die Herstellung der rhythmischen Ordnung im Körper zuständig. Er verteilt und verbreitet die Energie (Qi) im Körper. Er ist zuständig für die Funktion von Haut und Schleimhäuten und damit als erster für die Abwehr von Oberflächenbelastungen (Wei-Qi) zuständig. Eine *Erkältung* ist eine Erkrankung durch Wind, Kälte und Feuchtigkeit. Sie dringt von der Oberfläche (Schleimhäute) in den Körper ein und äußert sich durch die bekannten Symptome. Diese Beschwerden zusammen mit einem entsprechenden Puls- (oberflächlich) und Zungen- (dünner, weißlicher Belag) Befund führen zur Diagnose einer Kältebelastung der Oberfläche (O. pulmonalis). Die Kenntnis der chinesischen Pharmakologie ermöglicht es dem Arzt, jetzt eine diese Abweichung ausgleichende Arznei zu finden. Ein Beispiel hierzu ist die Behandlung mit Herba Ephedrae[1], da dieses einen Bezug zum O. pulmonalis aufweist, erwärmt, schweißtreibend und Schleim lösend wirkt. Wenn der Patient dieses Kraut abkocht und über den Tag verteilt trinkt, wird er sich zunächst wärmer fühlen und die Atmung wird freier werden. So wird letztlich der Erfolg die richtige Abfolge von Diagnostik und Therapie belegen.

Wenn es dem Körper nicht gelingt, die Störung an der Oberfläche abzuwehren, kommt es zum Eindringen in tiefere Schichten des Körpers mit entsprechend komplexeren Störungen, die im Verlauf in der Regel mehrere Funktionskreise betreffen. Hier wird die Kombination verschiedener Arzneistoffe notwendig, die als Rezeptur hergestellt und meist durch Abkochung (Dekokt) zubereitet werden. Die Wirkung einer solchen Rezeptur wird im Abstand von Tagen überprüft und dem Krankheits-Heilungsverlauf entsprechend geändert.

Diese Ausführung soll deutlich machen, dass in der TCM nicht die quantitative Messung von Veränderungen im Vordergrund steht, sondern die qualitative Definition einer Abweichung von der gesunden Ent-

[1] Auch Ephedrakraut, Ma Huang oder Meerträubchen.

wicklung. Hier scheint uns die interessante Ergänzung von EM und TCM zu liegen, da insbesondere funktionelle Syndrome in unserer Medizin schlecht zu definieren und zu behandelt sind.

Betont werden muss die Notwendigkeit einer exakten Diagnostik vor der Anwendung chinesischer Arzneien. Als bekanntes Beispiel hierzu kann die *Ginsengwurzel* dienen. In den chinesischen Arzneimittelbüchern findet man hierzu, dass diese bei einem Mangel an primärer Energie im Orbis lienalis[2] und pulmonalis[3] eingesetzt werden sollte. Die hierzu gehörigen Symptome wären Erschöpfung, flacher Atem, nachlassender Appetit, Durchfälle und Palpitationen (Pulsbeschleunigung). Als Kontraindikation wird z.B. eine überschießende aktive Energie im Orbis hepaticus[4] angegeben. Hier angewendet würde Radix Ginseng zu erhöhtem Blutdruck, Verwirrtheit, Unruhe und Palpitationen führen. Bei einer richtigen Anwendung der chinesischen Diagnostik sind diese beiden Komplexe insbesondere durch die Zungen- und Pulsdiagnose gut zu unterscheiden. Somit wird deutlich, dass die Ginsengwurzel keinesfalls ein Präparat generell für „ältere Menschen" ist.

Eine weitere Säule der TCM ist neben der medikamentösen Therapie die **Akupunktur**, die jedoch in der Onkologie eine sehr untergeordnete Rolle spielt. Ihr kommt eine größere Bedeutung z.B. bei neurologischen und rheumatologischen Krankheitsbildern zu.

Alle Bereich der TCM durchzieht als aktive Behandlungsmethode das **QiGong**. Hier dienen Bewegungsübungen, die sich aus den alten chinesischen Kampfkünsten entwickelt haben, dazu, das Gleichgewicht zwischen den Funktionskreisen zu erhalten oder wiederherzustellen. Diese Lebenswissenschaft durchzieht alle Bereiche der traditionellen chinesischen Kultur, worin sich ihre Wertschätzung und Akzeptanz widerspiegelt. Die eigene Aktivität zur Gesundheitsförderung, Vorbeugung und Heilung wird in dieser Tradition hoch geachtet. Ihre medizinische Wirkung wird seit langem erforscht und findet zunehmend Akzeptanz in der „modernen" Forschung. QiGong als Therapie wird mit großem Erfolg sowohl in traditionell ausgerichteten wie auch in europäisch orientierten Kliniken und medizinischen Hochschulen in China anerkannt und eingesetzt.

---

[2] Funktionskreis Mitte „Milz".

[3] Funktionskreis Lunge.

[4] Funktionskreis Leber.

Bei lokalen Symptomen spielt außerdem die chinesische **TuiNa-**Massage eine wesentliche Rolle.

Neben der Pharmakotherapie ist eine wichtige Möglichkeit, die verschiedenen Funktionskreise zu beeinflussen, durch die **Diätetik** gegeben. Die Zusammensetzung der Nahrung nimmt im chinesischen Denken einen breiten Raum ein. Die Ausgewogenheit folgt hier vergleichbaren Regeln wie in der medizinischen Therapie. Ihr Ansatz ist jedoch mehr in der Gesundheitserhaltung als der Behandlung von Krankheiten zu sehen.

D. Kombination von EM und TCM

In den letzten Jahren wurde in Europa wie auch in China versucht, beide Behandlungsverfahren zu kombinieren. Dieser Ansatz erscheint erfolgversprechend, da beide Systeme auf der Grundlage einer fundierten Theorie (Naturwissenschaften/Taoismus) aufgrund exakter Beobachtungen (quantitative/qualitative Werte) zu nachprüfbaren Aussagen (Krankheitsentitäten) kommen, die ein therapeutisches Handeln erlauben. Die Ergänzung ergibt sich, wie oben bereits angedeutet, daraus, dass die EM insbesondere mit quantitativen Messverfahren nach Krankheitsursachen sucht, während die TCM mit qualitativen Definitionen funktionelle Veränderungen erforscht.

Aus klinischer Sicht erziehlt die EM bei vielen Krankheiten zunächst hohe Remissionsraten, die vielen Rückfälle im weiteren Verlauf führen jedoch oft zu unbefriedigenden Heilungsraten. Die TCM dagegen zeigt ihre Stärke in der langfristigen Beeinflussung von Krankheitsverläufen, während hier die kurzfristigen Resultate oft unbefriedigend sind. Daraus ergibt sich das klinische Interesse, beide Verfahren zu kombinieren.

Erste klinische Untersuchungen, in denen versucht wird EM und TCM auf der Grundlage europäischer Diagnosen zu kombinieren und auf Erfolge zu untersuchen, liegen aus China vor. Diese beziehen sich u.a. auf das Uterus-, Mamma-, Magen- und Leberkarzinom. Es werden zum Teil signifikante Unterschiede beschrieben, wobei die Durchführung der Untersuchungen und die statistische Auswertung oft nicht den bei uns etablierten Regeln entspricht. Wir arbeiten daher in Minden und in Kooperation mit dem Tumor-Krankenhaus der Wissenschafts-Akademie der Shandong Provinz in Jinan an einer kontrollierten Studie, um den Nutzen einer zusätzlichen Behandlung nach TCM-Kriterien zu den bei uns etablierten Verfahren zu untersuchen. Wir haben dabei Lebensqualität, progressionsfreie Zeit und Gesamtüberlebenszeit als Zielkriterien festgelegt, und erwarten dadurch den Stellenwert der TCM besser definieren zu können.

In unserem Gesamtkonzept beginnen wir in der Regel die Behandlung nach den Standards der Europäischen Medizin. Sobald wir hiermit die akute Situation kontrolliert haben, nutzen wir die Möglichkeiten der TCM, um den Patienten weiter zu stabilisieren. Gleichzeitig ermutigen wir ihn, Übungen aus dem QiGong/TaiJi zu erlernen, um nach Abschluss der medizinischen Behandlung selbst weiter an seinem körperlichen Gleichgewicht arbeiten zu können und dieses in Balance zu halten.

Dr. med. Manfred Nelting

TCM in der Psychosomatik

Ich möchte über sieben Sachen sprechen und diese miteinander verknüpfen:

Das sind

- die Psychosomatik,
- die TCM,
- die Patienten,
- die Behandler,
- die Institutionen,
- die Gesellschaft und
- die Sprache.

Aber man soll nicht denken, wegen der ‚sieben Sachen' wird das nun endlos. Ich versuche, es prägnant zu machen.

Das erste ist die **Psychosomatik**.

Das ist, wenn man sich länger damit beschäftigt, ein völlig unsinniges Wort. Das, was zusammengehört und was verwoben ist und was es eigentlich beschreiben möchte, fragmentiert es in zwei Worte „Psyche" und „Soma", die es in dieser Form nicht gibt. Psychosomatik bleibt noch in dieser Logik der Zweiteilung und auch noch in der Logik der Schulmedizin, die die Dinge fragmentieren und unterteilen will. Wir sind auf der Suche nach einem neuen Wort dafür. Daneben hat die Vorsilbe „Psych" geschichtlich diesen Beiklang von „Verrücktsein". Ein wichtiger Ausgangssatz für mich – wenn wir schon dieses Wort ‚Psychosomatik' verwenden – ist: Der gesunde Mensch ist ein psychosomatisches Wesen. Und wenn er krank wird, bleibt er das. Das ist nun erst einmal ein Satz, den ich an den Anfang setzen möchte.

Dagegen ist Psychosomatik in der Schul-Medizin ein Fach wie Chirurgie, und die Schulmedizin unterteilt in psychosomatische Krankheiten und solche, die es nicht sind. Den Kern der psychosomatischen Erkrankungen bilden einige Krankheiten: Magenulcus, Asthma, Colitis ulcerosa, Neurodermitis usw., von denen man wusste, dass die Psyche dabei eine ganz besondere Rolle spielt. Und man hat gesagt, das sind die psychosomatischen Krankheiten. Das war ein Versuch der Schulmedizin, sich zu entlasten, um abzugrenzen, der Rest sind keine. Dies stimmt aber aus meiner Sicht von vorne bis hinten nicht – Psychosomatik können Sie nur schwerlich als Fach kreieren, dagegen sehr gut als eine Sehweise. Wenn Psychosomatik eine Sehweise ist, dann hat sie auch keine Scheuklappen, sondern sie schaut, soweit sie schauen kann – von hier bis da und zurück und überall hin. Also, Psychosomatik ist in erster Linie eine Sehweise vom Menschen. Und diese Sehweise heißt:

- Der Mensch ist keine Maschine.
- Der Mensch möchte möglicherweise Sinn in seinem Leben haben, und er versucht, die Dinge so zu organisieren, wie er kann, mit dem, wie er auf die Welt gekommen ist.

Auch wenn wir nur den Körper anfassen können, auch wenn Chirurgen gesagt haben: „Ich habe den Menschen eröffnet und die Seele nicht gefunden." – Sie wirkt doch. Aber auch „Seele" und „Körper" sind eben Worte für zweierlei, und damit haben wir den Menschen sicherlich noch nicht vollständig abgebildet. Dies zum Wort „Psychosomatik". Für mich eine Sehweise. Das heißt, ich halte es für real hilfreich, den Menschen auf eine bestimmte Art und Weise zu sehen und ihm dabei zu helfen, bestimmte Symptomatiken als eine Situation im Leben zu begreifen und Krankheit auch nicht so sehr als Schicksal zu sehen, sondern als ein Bezogensein: auf die Umwelt, auf die Menschen, aber auch als Kommunikationsstörung usw. Und in dieser Sichtweise möchte ich an einen wichtigen Satz aus dem Ernährungsvortrag anknüpfen: „Es gibt nicht *das* gesunde Essen, es gibt nicht *die* gesunde Medizin, es gibt nicht *die* richtige Medizin, es gibt wirklich nur die *passende* Medizin." Etwas anderes Wirksames gibt es nicht.

Wir kennen es aus der Homöopathie, dass wir sagen, was für den einen gut ist, ist für den anderen möglicherweise völlig falsch, und für zwei verschiedene Krankheiten kann ich möglicherweise ein einziges Mittel geben. Das heißt also, an dieser Stelle würden wir von anderen Definitionen ausgehen, und die Medizin, die sogenannte Schulmedizin, hat im Moment noch das Problem, dass sie mit dieser Sehweise überfordert ist, weil das ihre eigenen Gesetze sprengt. Und daher gibt es von Seiten der Medizin auch noch oft diese ablehnende Haltung: „Mit der Psyche wollen wir nichts zu tun haben."

Wenn wir Psychosomatik als Sehweise so kreieren, dann ist, wenn wir uns die TCM ansehen, vom Grundsatz her dort eine Verwandtschaft zu erkennen, da auch die TCM nicht mit Scheuklappen schaut, sondern auch nach links und rechts, nach hinten und vorne. Das heißt, wir haben hier ein ähnliches Spektrum. In der Psychosomatik ist es so, dass wir im

Moment in gesellschaftlicher Konvention doch nur einen Teil von Krankheiten ansehen, das sind zwar jetzt nicht mehr nur Asthma und Magenulcus, sondern viele Krankheiten, von denen wir inzwischen wissen, das sie einen sogenannten ‚psychosomatischen' Hintergrund haben. Dies bedeutet, die Lebenssituationen sind bei diesen Krankheiten so, dass sie praktisch direkt in ein Symptom münden – was vielleicht bei einem Beinbruch etwas anders aussieht.

Im Prinzip haben wir in dieser Sichtweise immer noch einen eingegrenzten Bereich; wir würden in einer Psychosomatischen Klinik nicht alles behandeln, sondern nur dort, wo wir sehen, diese Erkrankung hat einen recht deutlich erkennbaren psychosomatischen Hintergrund: „Ich habe eine Lebenskrise. Ich weiß nicht richtig weiter und genau in dieser Situation bekomme ich Rückenschmerzen oder einen Hexenschuss. Genau in dieser Situation." Oder: „Ich habe lange etwas mit dem Rücken zu tun und praktisch genau dann, wenn es sich zuspitzt, bekomme ich immer Kopfschmerzen."

Ich sage das etwas banalisiert, es ist ja häufig etwas verschleierter, aber in dieser Hinsicht sind wir als Psychosomatiker auch Spezialisten. Ein Spezialist ist normalerweise jemand, der sich etwas aus dem Kuchen herausschneidet, etwas Schmales, und links und rechts ist etwas anderes. Psychosomatiker sind in diesem Sinne zwar auch Spezialisten, aber sie betrachten die Zutaten im ganzen Kuchen, um bei diesem Beispiel zu bleiben.

Wichtig ist dabei auch, dass es zu jedem Spezialistentum eine eigene Sprache gibt und zwei Spezialisten sich oft nicht mehr verständigen können – es sei denn, sie arbeiten erst einmal drei Jahre im selben Institut.

Und so wie ich Psychosomatik verstehe, ist es folgendermaßen: Ich möchte ja eine Begegnung zwischen zwei Menschen, einem Behandler und einem Patienten erreichen, das heißt also: Die Psychosomatik ist vielleicht als erste Disziplin aufgefordert, das Problem mit der Sprache zu lösen. Das heißt also, dass wir zur Verständigung eine Art Übersetzung brauchen. Wir müssen uns immer fragen: Haben wir es richtig verstanden? Ist die Übersetzung gelungen? Sprechen wir dieselbe Sprache? Verstehen wir bei einem Wort wirklich dasselbe? Dies muss man im Kontakt prüfen, um sich wirklich annähern zu können.

Jetzt zur **TCM** und weiter mit dem **Patienten**:

Unsere Idee ist, dass wir mit TCM und Psychosomatik einen Patienten behandeln wollen. Das heißt, der Fokus ist auf den Patienten gerichtet. Ich möchte dies an einem kleinen Beispiel deutlich machen:

Wenn wir jetzt einmal aus der Psychosomatik die Psychotherapie herausziehen und aus der TCM das QiGong, dann ist es so, dass man sagen könnte: „Ja, dann macht er Psychotherapie, und dann macht er auch noch QiGong. – Und diese Addition, vielleicht bringt die irgendetwas."

Diese Sehweise ist aber nicht die, die uns vorschwebt. Wir haben gesehen, dass das Leben Menschen, die in Krisensituationen in unsere Klinik kommen, in einer gewissen Weise gefällt hat: Sie stehen gar nicht mehr – auch im übertragenen Sinne nicht. Jetzt stellt sich die Frage: Wie kommen diese Menschen wieder auf die Beine? Wenn wir mit diesen Patienten QiGong machen, dann dreht es sich als erstes morgens wirklich darum, den Stand irgendwie wieder zu finden. Diese Menschen sind alle völlig erledigt und erschöpft und unglücklich und schamhaft, mit einem schlechten Selbstwertgefühl usw., und jetzt dreht es sich zuerst nur darum, die Füße zu spüren und sich wirklich zu erden. Das ist eigentlich eine ganz einfache Sache. Es dreht sich darum, quasi zu sehen, zu erspüren, wie die einzelnen Gelenke im Raum stehen.

Wir wissen, dass alle diese Empfindungen, die wir in den Muskeln, in den Gelenken spüren, alles das, was uns mitteilt, wie wir im Raum stehen, dass sie im Grunde einen eigenen Sinn bilden, den propriozeptiven Sinn. Propriozeption ist ein lateinisches Wort und bedeutet auf deutsch: *sich in Besitz nehmen* – und wenn wir das wahrnehmen, wenn wir das fühlen, nehmen wir uns noch einmal neu in Besitz. Und das ist nicht auf eine fremde, irgendwie konventionelle Art, sondern auf eine eigene Art. Menschen in einer Krise und auch viele, die über ihre Grenzen gearbeitet haben, sind körperlich anästhesiert und spüren nichts. Wenn sie wieder anfangen, sich zu spüren, dann würde man sagen, sie fangen an, sich in Besitz zu nehmen, aber auf ihre eigene Art und Weise. Der eine steht so, der andere kann breiter stehen, dem nächsten tut es weh usw. – eben sehr individuell. Und wenn wir das auf diese Weise empfinden, dann haben wir die Situation, dass dieser neu wieder wahrgenommene Sinn in uns eine Struktur aufbaut und zwar eine neue, die nicht eine starre Struktur der durchgedrückten Knie ist („Der Körper ist der Ständer, und oben drauf sitzt der Kopf, und der ist wichtig – und vor allem was da drin ist, ist wichtig."), sondern der ganze Körper, von den Füßen an, hat wieder eine Bedeutung und gehört dazu. Wir strukturieren unser Körperbild, das ist das eine, und wir strukturieren unser sogenanntes „ICH". Die Propriozeption strukturiert das „ICH".

In einer psychosomatischen Erkrankungs-Situation, in einer Krise, ist ja alles aufgelöst, alles irgendwie durcheinander, nichts funktioniert mehr, keine Strategie klappt mehr: „Ich weiß nicht, was ich machen soll. Ich bin ratlos und verzweifelt." Da gibt es zunächst einmal keine Struktur mehr; da ist alles ein großer Brei. Und wenn das „ICH" sich dann wieder durch das QiGong strukturiert, dann heißt das also: „Aha, das (dieser Körper und die Wahrnehmungen) bin irgendwie auch ich, und soviel ist schon einmal klar."

Das ist also eine Möglichkeit, Klarheit in die Strukturlosigkeit zu bringen, und mit dieser klaren Sache haben wir die Erfahrung gemacht, über eine lange Zeit hinweg, dass die Patienten sich zum Beispiel der Psychotherapie mehr öffnen. Man müsste sagen, sie sind mutiger geworden, das Wagnis, sich mit sich selbst zu konfrontieren, anzugehen. Und das – wir wissen es alle – ist eigentlich das Schwierigste; gute Ratschläge für andere hat man wirklich oft. Aber mit sich selbst ist es viel problematischer. Und dieses Wagnis, den Mut aufzubringen und voranzugehen, das ist eigentlich das, wobei uns das QiGong an dieser Stelle helfen kann – und zwar QiGong – als eine Säule der TCM – ganz speziell, nicht Akupunktur oder Tuina oder ähnliches, sondern QiGong oder TaiJi/QiGong.

An dieser Stelle haben wir das Gefühl, dass wir mit den Patienten z.B. in die Psychotherapie ganz anders eintreten. Zudem: Wenn wir wirklich QiGong praktizieren, dann führt das durch die Wirkung der Bewegung auf organischer und emotionaler Ebene zu einer gewissen Entspannung, dann kommt noch einmal ein Durchatmen – und wir können in besserer Verfassung zur Psychotherapie gehen. Unterstützt wird das zum Beispiel auch durch die Ernährung. Wenn ich nach 1 ½ Stunden nach dem Essen immer noch der Meinung bin, dass es mir gut geht, dann war das, was ich gegessen habe, wohl richtig. Wir kochen in der Klinik nach der TCM. Wir kochen aber auch noch ‚westlich' – wir machen unsere Erfahrungen mit beiden Varianten. Der eine oder andere möchte vielleicht nichts nach Regeln der TCM Zubereitetes oder muss sich erst damit anfreunden. Wir wollen keinen Zwang ausüben, da wir grundsätzlich von der Achtung gegenüber dem Patienten ausgehen, und er auch in diese Entscheidungen einbezogen werden soll.

Fazit: Aus einer Krise muss man auf eigenen Beinen gehen und nicht auf fremden. Das ist ganz wichtig.

Und jetzt möchte ich auch über den **Behandler** sprechen.

Der Behandler muss dem Patienten etwas zu sagen haben, er muss ihm Kraft geben. Es geht uns Behandlern auch nicht immer gut; auch den Ärzten geht es häufig gar nicht so gut. Viele sind frustriert, viele sind unglücklich. Viele sind unglücklich auf eine direkte Art, viele sind unglücklich auf eine indirekte Art, und beides wird über eine Symptomatik erlebt. Gerade der Umgang mit chronischen Krankheiten mit psychischen Phänomenen in einer Fünf-Minuten-Praxis ist auch für die Behandler nichts Schönes – und sie erleben es auch so. Trotzdem können viele aus dieser Situation nicht heraus; es gibt die wirtschaftlichen Zwänge, die Apparate müssen sich amortisieren usw. Diese ganze Problematik kennen wir. Es ist kein Glück, auf diese Weise arbeiten zu müssen.

Wenn ich jetzt in einer Psychosomatik-Klinik arbeite und mit den Patienten in Begegnung kommen möchte, dann kann ich nicht „mit durchgedrückten Knien" auf den Patienten zugehen. Das klappt einfach nicht, denn dann wird der Patient sagen: „Der kippt ja gleich um." Ich muss mir auch Gutes tun. Es darf mir gut gehen, damit mir eine gute Begegnung mit dem Patienten gelingen kann.

Mir ist wichtig: Der Fokus muss auch auf dem Behandler sein. Für uns in der Klinik, im Gezeiten Haus in Bonn, bedeutet das, dass wir morgens so früh wie möglich, so gegen 7.30 Uhr, zusammen mit den Patienten QiGong machen. Soviel zum Behandler.

Institution

Die Institutionen des Gesundheitswesens haben häufig vergessen, warum es sie gibt. Der Auftraggeber im Gesundheitswesen ist der Patient, darum gibt es diese Institutionen überhaupt. Wenn der Patient vergessen wird, dann hat sich die Institution bestimmte andere Ziele gesetzt, wie zum Beispiel groß und/oder bekannt zu werden, vielleicht aber auch nur zu überleben oder etwas anderes. Wenn der Patient vergessen wird, kommt es meistens zu einer Schieflage, und die Behandlung kann nicht so erfolgen, wie es sein sollte. Es kommt bei einer Institution, die die Patienten vergisst, immer zur Störung der Beziehung zwischen Behandler und Patient, z.B. wird die Behandlung zu teuer, oder es gibt Regeln, die gar nicht zu einer wirksamen Behandlung passen usw. Also müssen wir uns immer auch die Institution ansehen. Wichtig ist, dass die Institution am Patienten bleibt. Viele Institutionen, die wir in unserem Gesundheitssystem haben, haben auch das vergessen.

Das ist meine feste Überzeugung, die sich aus vielfacher Erfahrung in den verschiedensten Bereichen des Gesundheitssystems ergibt: Ich war niedergelassener Arzt, habe bereits zwei Krankenhäuser aufgebaut und geleitet, kenne Rehabilitation, hatte Privatpatienten, den MDK (Medizinischer Dienst der Krankenkassen), habe Behördenkonzessionen usw. Viel zu selten ist der Patient das Zentrum. Das wollen wir jetzt anders machen. Diese Aufgabe erfordert ständiges Lernen und Aufmerksamkeit, denn wir wissen, dass Institutionen die Tendenz haben, sich nach immanenten Gesetzen zu verhärten, sich in den Vordergrund zu schieben, sich aufzublähen. Das ist eine besondere und sehr schwierige Aufgabe, der wir uns gerne stellen.

Die **Gesellschaft**

Die westliche Gesellschaft tendiert seit einigen Jahrhunderten dazu, alle Phänomene sehr rigide zu trennen und getrennt zu analysieren. Und so ist – nicht zuletzt wegen des erlebbaren sogenannten ‚Fortschritts' – die Überzeugung entstanden, diese Denkweise sei richtig und dem Menschen und seinem überlegenen Geist angemessen. Auf jeden Fall hat diese Trennung in kleine und kleinste Bestandteile dazu geführt, dass wir all das haben, dass wir all das können, dass wir aber alle immer ängstlicher werden und immer unfähiger, in Gemeinschaft, in Beziehungen zu leben. Diese Problematik ist größer geworden, und das Leben ist – würde ich sagen – an Möglichkeiten ärmer geworden. Sogar in der Psychotherapie erleben wir das. Wir haben eine wirklich große Anzahl von Psychotherapien. Aber im Prinzip gibt es nur noch Tiefenpsychologie und Verhaltenstherapie als von den gesetzlichen Krankenkassen bezahlte Verfahren. Und wenn man nach Amerika schaut, dann ist die Tiefenpsychologie wohl auch bald gestrichen.

Es wird also wohl demnächst nur noch die bezahlte Verhaltenstherapie geben. Aber am Beispiel Amerika sehen wir, dass selbst diese auch schon nicht mehr immer bezahlt wird.

Diese Tendenz zum ‚Artensterben', auch zur Verarmung (etwa der Sprache) haben wir überall. Dagegen müssen wir von uns aus etwas tun. Wir müssen uns darum kümmern, dass wieder eine Balance hergestellt wird. Eine psychosomatische Therapie sollte sich nicht nur um den Kopf kümmern, sondern auch um die Beine und den ganzen Menschen. Leider hat unsere Gesellschaft in dieser Hinsicht bisher wenig begriffen. Aber wir kommen an einen kritischen Punkt, und eine Veränderung wird immer wichtiger.

Nun ist es so, das alles beliebig geworden ist, bis hin zur Ehe. Alles hat heutzutage die Tendenz, beliebig zu werden, und ein stabiles inneres Gerüst muss uns helfen, zu wissen, was wir wollen. Wir müssen uns spüren, und im Spüren wissen wir, was wir wollen. Und dann benötigen wir auch nicht mehr irgendwelche Haltegriffe. Auch wenn es dann zunächst ein bisschen durcheinander geht. Kommt mir z.B. etwas entgegen, dann weiche ich ihm aus oder ich nehme es an. Die Gesellschaft braucht tatsächlich Menschen mit inneren Gerüsten. Und meistens ist es ja so, dass das, was gebraucht wird, sich auch langfristig durchsetzt. Von daher denke ich, haben wir eine Möglichkeit, Globalisierung nicht nur als großes Problem, sondern vielleicht auch als große Chance zu begreifen. Und ich denke, man sollte mit Kraft daran gehen.

Sprache

Für mich ist es jetzt noch wichtig zu betonen, dass die Sprache in diesem Kontext eine ganz große Rolle spielt. Ich hatte es schon erwähnt: Sprachliche Kommunikation zwischen zwei Menschen ist eigentlich ein „Dolmetsching", wir müssen uns dem anderen übersetzen, bei mehr als zwei Menschen und ganzen Gemeinschaften wird das natürlich noch viel komplizierter. Aber wir überschätzen die Sprache auch.

Im Prinzip ist es so, wir haben eine Körpersprache, die uns das meiste, was wichtig ist, vom anderen mitteilt – und zwar 80 oder 90 Prozent. Dann gibt es noch eine Sprache, die sich da draufgepfropft hat. Sie wird jedoch gerne überschätzt. Eigentlich ist es erst einmal so: Wir hören „Blablablablabla" und wir schließen daraus: „Aha, der gehört auch zu meinem Stamm, der spricht genau wie ich." Oder: „Das klingt ähnlich. Er ist zumindest ein Nachbar, er kommt aus Norddeutschland."

Dann gibt es noch: „Aha, das ist jemand von ganz woanders." – Dann kann ich mich darauf einstellen. Das bewirkt Sprache eigentlich erst einmal, und danach erst kommen die Inhalte. Zunächst suche ich die Heimat, ordne mich zu, danach kommen die Inhalte. Die Inhalte, das ist jetzt ein Kulturphänomen, können kaum noch als Konsens konzipiert werden, da wir praktisch nur Worte haben, die nur einen Teil oder ein Fragment eines Ganzen bezeichnen.

Es war für uns wirklich interessant, als es darum ging: Wie soll man eine Klinik nennen? „Der gute Weg" zum Beispiel – aber *schlecht* gehört auch zum Leben. Irgendwie kann es so auch nicht sein. Oder „Der Berg". Aber was ist mit dem Tal? Wie wollen wir das sagen?

Hier haben wir immer zwei Worte und haben doch nur wenige Worte, die beide Seiten bezeichnen. Für uns als Norddeutsche, ich bin Hamburger, kamen dann schnell die Gezeiten ins Bild. Das ist ein schönes Wort, das beide Aspekte umfasst. Auch nicht einfach als ‚entweder oder', sondern eher im Sinn von mehr oder weniger. Das Meer bleibt ja, aber es hebt und senkt sich. Und wir wissen, Ebbe lässt vertrocknen, Flut lässt überschwemmen, aber im Zusammenspiel davon gedeiht das Leben. Ich glaube, wir haben eine Aufforderung, mit unserer Sprache zu arbeiten, Dinge wieder neu zu beschreiben und bereit zu sein, auch bestimmte Wörter wieder aufzugeben. Auch die, immer wieder danach zu suchen, ob das Wort das ausdrückt, was wir empfinden – und da gibt es viele Wörter zu betrachten: Was z.B. ist eine *Krankenschwester*? Oder überhaupt, was ist ein *Kranker*? Wo gehört der hin? Gesund und krank – ist das nicht möglicherweise etwas, was sehr nah beieinander ist oder im Fließgleichgewicht?

Wenn jemand unter Tinnitus leidet, dann sind bei ihm möglicherweise hundert Haarzellen defekt. Das kann so sein, muss aber nicht. Hundert Haarzellen sind vielleicht kaputt von insgesamt ca. dreißigtausend. Dann gibt es auch noch den restlichen Körper außerhalb des Hörorgans, der funktioniert eigentlich gut. Es sind eben nur die hundert Haarzellen defekt – und somit ist das schon ein *Kranker*. Dies kann schon mal als Wort so nicht stimmen; er ist ja auch gesund. Aber diese Situation mit dem Tinnitus macht ihm wirklich große Schwierigkeiten im Leben. Man muss es eigentlich ganz anders beschreiben. Und wenn wir da mit den Wörtern langsam weiterkommen, und Krankheit zum Leben gehören darf und auch vielleicht der Weg zur Gesundheit ist – oder auch der Weg zur Erfahrung – oder der Weg zur Sinnfindung, dann müssen wir vielleicht mit *Krankheit* viel liebevoller umgehen und vielleicht auch viel würdigender. *Krankheit* ist häufig auch ein Versuch, mit den Dingen umzugehen, und ich denke, der Lebensweg eines Menschen, ist während des gesamten Weges zu würdigen, inklusive der Krankheit, die sich da manifestiert. Dann kann man zusammen schauen, was die nächsten Schritte werden. Und es ist gut, wenn die nächsten Schritte von einem festen Boden, oder von einer guten Basis – ausgehen.

Das bedeutet, als Betroffener muss ich mich mit Zuversicht erst einmal auf dieses Unsichere und dann auf das aus der Erfahrung Wahrscheinliche einlassen, nämlich dass dort, wo der Schritt enden wird, auch noch sicherer Boden ist. Das muss ich alles lernen. In dieser Weise meinen wir, dass es uns in der psychosomatischen Behandlung, Hand in

Hand mit der TCM, gelingen kann, diese Grundfunktionen zu stärken und mit den spezifischen Problemen zusammen zu behandeln. Dies scheint uns ein erfolgreicher Weg für die Zukunft und für unsere Arbeit in der Gezeiten Haus Klinik zu sein.

Harald Hasenöhrl

Workshop: QiGong zur Stärkung der Thymusdrüse und des Lymphsystems

Unser Körper enthält ein beeindruckendes „Leitungsnetz“. Die Adern transportieren Blut vom Kopf bis in die kleinen Zehen hinunter, versorgen unseren Körper mit Sauerstoff und Nährstoffen – und heftete man alle Blutkörperchen aneinander, könnte man die Erde mehr als zweimal mit ihnen umwickeln.

Nicht so bekannt, aber ebenso lebenswichtig ist ein anderes Leitungsnetz des Menschen: **das Lymphsystem**. Es ist durch enge Kanäle mit den Adern verbunden und mit einer hellgelben Flüssigkeit, der Lymphe, gefüllt. In der Flüssigkeit schwimmen Abermilliarden weißer Blutkörperchen, zum Beispiel die B- und T-Zellen. Sie patrouillieren durch den Körper und bekämpfen Viren, Bakterien und alles, was ihnen fremd erscheint. Außerdem transportiert die Lymphe – wie das Blut – Nährstoffe (Eiweiß, Hormone, Fette) zu den Zellen und entsorgt Abfall aus dem Gewebe.

Das Lymphsystem produziert Antikörper und ein Viertel der weißen Blutkörperchen.

Wie die Blutbahnen durchziehen auch die Lymphgefäße den gesamten Körper. Allerdings gibt es einen großen Unterschied. Das Blut wird ständig durch das Herz in Bewegung gehalten. Die Lymphe fließt, wenn sich die Muskeln zusammenziehen – etwa, wenn wir atmen oder Arme und Beine bewegen. Dann werden die Lymphbahnen zusammengedrückt, und die Flüssigkeit wird vorwärts geschoben.

Hinter dem Magen befindet sich das größte Geflecht aus Lymphgewebe im Körper. Die Milz stellt weiße Blutkörperchen her. Für die alten roten Blutkörperchen wirkt sie wie ein Sieb: Bis zu zwei Millionen zieht sie in jeder Sekunde aus dem Verkehr. Deshalb wird sie auch als die Filterzentrale bezeichnet.

Die Drüsen, welche zum Lymphsystem gehören, sind Hypothalamus, Hypophyse, Zirbeldrüse, Schilddrüse, Nebenschilddrüse, Thymusdrüse, Nebenniere, Langerhansche Inseln im Pankreas, Eierstöcke und Hoden. Diese Drüsen sind Energiezentren, die dafür verantwortlich sind, dass der Energiestrom regulierend in die verschiedenen körpereigenen Systeme gelenkt wird.

Die **Thymusdrüse** (Thymus steht für Lebenskraft, Seele, Gefühl) steuert das Herz und das Kreislaufsystem und ist für unser Immunsystem von erheblicher Bedeutung, denn sie spielt bei der Entstehung von Krankheiten eine entscheidende Rolle. Die Thymusdrüse steuert auch das energetische Herzzentrum, das sich in der Mitte der Brust befindet, dort, wo man hindeutet, wenn man „ICH" sagt. Sie ist eines der wichtigsten Energiezentren für die Selbstheilung, weil hier Liebe, Frieden und Ruhe entfaltet werden können.

Die Thymusdrüse produziert in den ersten Lebensjahren spezielle Lymphozyten, die sogenannten T-Zellen, welche wichtig sind für die immunologische Überwachung.

Nach der Pubertät liegt die Bedeutung der Thymusdrüse in der Aktivierung der T-Zellen durch Thymushormone. Die Thymusdrüse beeinflusst das Wachstum und die Stärke der Muskelkontraktion. Sie überwacht und reguliert den Energiestrom im gesamten Energiehaushalt des Körpers und korrigiert eventuelle Störungen, damit das Gleichgewicht der Lebensenergie wieder hergestellt werden kann.

Sie gilt als Bindeglied zwischen Körper und Geist und ist das erste Organ, das durch Stress, Emotionen, Gedanken, die physische Umgebung, die sozialen Beziehungen, durch der Ernährung und unsere Körperhaltung beeinflusst wird.

Die Thymusdrüse, die mitverantwortlich für den Lymphstrom im Körper ist, und das Lymphsystem spielen in unserem Immunsystem eine zentrale Rolle.

Übungsprogramm zur Stärkung von Thymusdrüse und Lymphsystem

Das Übungsprogramm zeigt Wege auf, wie gezielte Vorübungen und Qi-Gong-Übungen geschickt und strategisch eingesetzt werden können, um die Thymusdrüse, das Lymphsystem und das Immunsystem zu stärken, die Muskelspannung und Entspannung aufeinander abzustimmen sowie Körper, Emotionen, Gedanken und Seele zu verbinden.

1. Fußpumpe

Die Fußpumpe fördert die Entspannung der Sehnen und Muskeln auf der Körperrückseite, entspannt die Körperhaltung, steigert die Wahrnehmung in den Füßen („Geerdetsein"), fördert die Beweglichkeit des Körpers.

2. Neurolymphatische Massagepunkte
Diese Massage auf den Reflexpunkten (bekannt als Chapman Reflexe), die sich auf dem Rücken und der Körpervorderseite befinden, aktiviert den Lymphfluss, richtet die Wirbelsäule auf und reguliert die Spannung und die Energie in den Muskeln, Organen und Meridianen.

3. Thymusdrüse aktivieren
Die Thymusdrüse, die sich hinter dem Brustbein befindet, mit lockerer Faust im Kreis klopfen, um das Immun- und Abwehrsystem sowie die Lebensenergie zu aktivieren.

4. Wasser trinken
Unser Körper besteht zu 70 % aus Wasser, und das Wasser ist an jeder körperlichen (Blut, Nerven, Lymphe, Gehirnflüssigkeit etc.), geistigen und energetischen Bewegung beteiligt, z.B. innerhalb des lymphatischen Systems, um Schlackstoffe abzubauen.

5. Innere nährende Übung mit Affirmation: „Ich bin ruhig und gelassen."
Heilung von Körper und Seele mit gezielten Gedanken. Beim Einatmen die Zunge an den oberen Gaumen legen und denken „Ich bin…", Atem anhalten und denken „…ruhig und …", Ausatmen die Zunge sinken lassen „…gelassen".

6. QiGong-Übungen
Wichtig ist hier, darauf zu achten, dass die Bewegungen sanft und rund ausgeführt werden, die Arme sich nach außen nur soweit öffnen, als könnte ich in der Vorstellung noch einen großen Ball halten, damit die Muskeln der Brust, Schultern und Rücken entspannt bleiben und die Wirkung / Wahrnehmung sich in der Thymusdrüse (hinter dem Brustbein) nach innen entfalten kann.

Weiterhin wird der Atem bewusst sanft gesteuert und die Aufmerksamkeit (geistige Aktivität Yi Nian) auf die Thymusdrüse und die Milz gelenkt.

a) Anfang und Qi regulieren (18 Bewegungen 2. Teil)
b) Die Brust öffnen und weitherzig sein (18 Bewegungen 1. Teil)
c) Kleiner Himmlischer Kreislauf (18 Bewegungen 2. Teil)

d) Die Flügel öffnen (18 Bewegungen 1. Teil)
e) Den Mond in den Schoß holen (18 Bewegungen 2. Teil)
f) Das Qi in die Mitte zentrieren (18 Bewegungen 2. Teil)

7. Innere nährende Übung mit Affirmation: „Ich bin ruhig und gelassen." Heilung von Körper und Seele mit gezielten Gedanken. Beim Einatmen die Zunge an den oberen Gaumen legen und denken „Ich bin…", Atem anhalten und denken „…ruhig und…", Ausatmen die Zunge sinken lassen „…gelassen".

Die Inhalte sowie die Übungen werden in Theorie und Praxis ausführlich in dem Fortbildungsseminar QiGong: „zur Stärkung von Thymusdrüse und Lymphsystem" vermittelt.

Marianne Wegener

Workshop: Meridian-Dehnübungen: Makko-Ho

„Eines der wichtigsten Prinzipien von Leben besteht darin, dass Lebewesen immer als Ganzes existieren und nicht als eine Summe von Teilen.“[1]

Dieser Satz von Shizuto Masunaga, auf den die Meridian-Dehnübungen dieses Workshops zurückgehen, weist auf den zentralen Grundgedanken hin, der sich durch die ganzheitliche Ausübung dieser auch als „Makko-Ho“ bekannten Körperübungen zieht.

Soll eine körperliche Übung wirksam sein, so kann sie nicht auf den einen Körperteil beschränkt bleiben, wo sie wirken soll, z.B den Schultergürtel, den Rücken usw., sondern gemäß dem Grundprinzip der alten chinesischen Übungssysteme sollte eine solche Übung den ganzen Körper erfassen.

Zugrunde liegt diesen Gedanken das eingangs angesprochene Verständnis des Körpers als ein Ganzes, nicht als eine Summe von Einzelteilen. Eine Sache in seine Einzelteile zu zerlegen und dadurch das Ganze als eine Summe von Teilen zu verstehen, ist Werk des analytischen Verstandes. Eine solche Analyse führt natürlich zu einer genaueren Kenntnis dieser einzelnen Teile, z.B. von anatomischen Strukturen wie spezielle Gewebeverbindungen oder Zellaufbau. In diesem Verständnis wird Gesundheit – oder Krankheit – auch als Zustand dieser einzelnen Teile betrachtet, mit der Folge, dass viele Leute glauben, sie könnten ihren Körper stärken, wenn sie einzelne Körperteile stärken. Tatsächlich ist es jedoch so, dass wir niemals einzelne Teile isoliert bewegen können. Ein einzelner Teil funktioniert nur stets in Verbindung mit dem ganzen Körper.

Oft treten Beschwerden in einem bestimmten Körperteil auf, und man hat den Eindruck, das Problem bestehe nur hier. Tatsächlich betrifft es aber den ganzen Organismus. Probleme in einzelnen Bereichen weisen auf ein Ungleichgewicht im Ganzen hin. Die Bewegung, der Fluss und die Harmonie sind insgesamt gestört. Eine Bewegungseinschränkung im

---

[1] Masunaga, Shizuto: Meridian-Dehnübungen, S. 14.

linken Fußgelenk findet sich nicht nur dort im Fußgelenk, sondern der vitale Tonus, die feine Bewegung, sind oft in der ganzen linken Seite bis hinauf zur linken Nackenseite verändert. Der Kopfschmerz ist nicht nur im Kopfbereich zu finden, sondern z.B. entlang des gesamten Gallenblasenmeridians zu spüren, an dessen Verlauf ein geübter Therapeut der chinesischen Heilkunst unterschiedliche Zustände erfühlen und diese therapeutisch beeinflussen kann.

Ein Kranker kann in diesem Sinne als jemand verstanden werden, dessen Gesamtheit entweder zu Teilen geworden ist, oder der sich von der Gemeinschaft abgrenzt, in einer Weise, die ihn selbst negativ belastet oder gar überlastet.

Herr Masunaga fügt hierzu im nächsten Satz an: „Die Aufgabe unseres Verstandes besteht nicht darin, vollkommen unabhängige und getrennte Einheiten zu schaffen. Einzelne Teile [des Körpers, meine Anm.], die uns als Probleme bewußt werden, sollten wir als Hinweis verstehen, Ungleichgewichte und alles Getrennte wieder in die Harmonie des Ganzen zurückzuführen." (ebenda)

Es geht hierbei vor allem um die Sichtweise, dass wir annehmen, das Problem wäre nur dort, wo sich ein Symptom zeigt. Vom Energiefluss in den Meridianen aus gesehen, ist der Energiefluss insgesamt in ein Ungleichgewicht gekommen, nicht nur an dieser Stelle des Symptoms.

Krankheit, körperliche oder geistige Beschwerden, können als Hinweise dienen: Sie weisen einen Weg, Ungleichgewichte wieder in Harmonie zu überführen, alles Getrennte wieder in einen Zusammenhang zu bringen, in dem die Ganzheit dann wieder funktionieren kann.

Das Wort für „Gesundheit" besteht im Chinesischen und Japanischen aus zwei Schriftzeichen:

> *Ken* (jap.) bezeichnet ein menschliches Wesen, das gerade und aufrecht steht.
>
> *Ko* (jap.) bedeutet, entspannt und voller Leichtigkeit zu sein, nachdem man alles, was zu tun war, erledigt hat.

Man könnte diese zwei Zeichen zusammenfassen als das fernöstliche Ideal, „aufrechten Körpers und entspannten Geistes" zu sein.

Gesundheit bedeutet im fernöstlichen Denken also Ausgewogenheit des ganzen Körpers. Sie ermöglicht nach der Arbeit und anderen Aktivitäten eine rasche Erholung von Verspannung und Unausgeglichenheit.

Eine wichtige Rolle spielt hierbei die Geschmeidigkeit. Dies meint nicht nur Gelenkigkeit – etwa wie in akrobatischen Verrenkungen – sondern vielmehr einen Zustand, in dem der Körper einschließlich der inneren Organe und des Nervensystems harmonisch funktioniert. Ebenso wichtig ist aber auch die Fähigkeit, über eine „Geschmeidigkeit des Geistes" zu verfügen. Nur solche Übungen, die der Wiederherstellung des Geist-Körper-Gleichgewichts dienen, können in diesem Sinne wirklich Gesundheitsübungen genannt werden.[2]

Das Übungssystem der Meridian-Dehnübungen vereinigt geistige Übung mit der äußeren Form einer Bewegung. Bloßes Nachahmen von äußeren, rein körperlichen Haltungen oder Bewegungen führt nur dazu, dass der Körper eine bestimmte Haltung einnehmen muss, dabei jedoch die natürliche Bewegung und der eigene freie Ausdruck gehemmt werden.

Der wichtigste Aspekt dieser „imaginary exercises" – wie die Meridian-Dehnübungen im Englischen genannt werden – ist also nicht die äußere Form, sondern die innere Dynamik, die diese äußere Form schafft. Erst diese innere Dynamik stellt einen Bezug zwischen Körper und Soma her.

Eine nur körperlich ausgeführte Übung erreicht lediglich den äußeren Körper, nicht aber die Art und Weise, wie unser innerer Körper optimal wirkt, wie das subtile Zusammenspiel von Nervensystem, Immunsystem, äußerer und innerer Atmung, Blutzirkulation etc. funktioniert.

Die moderne Psychologie weiß mittlerweile, dass das Unbewusste ein weit größeres Spektrum der menschlichen Psyche abdeckt als das Bewusstsein. Auch die großen Meister der unterschiedlichen traditionellen Künste Asiens wussten um diese Zusammenhänge. Immer schon hatten die meisten dieser großen Lehrer die Schwierigkeit, ihre Methode in einfachen Worten zu erklären. Denn sie beschränkte sich nie nur auf die äußere Form oder Erscheinung, sondern stellte immer schon einen Bezug zu Unsagbarem her. Daher verwenden sie blumige Bilder oder Metaphern, um Unbewusstes – das oft so große Wirkung auf unsere Lebensweise hat –, zugänglich zu machen.

---

2 Maunsaga, Shizuto: Meridian-Dehnübungen, S. 22.

Das ist auch der wesentliche Kern dieses Ansatzes der „imaginary exercises“, nämlich durch die Beschäftigung mit geistigen Bildern Zugang zu Dingen zu schaffen, die nicht näher zu beschreiben sind.

Man strebt so ein Erfahren der Realität an, ohne dies in Worte zwingen zu müssen. Denn tatsächlich ist allen lebensbezogenen Dingen zu eigen, dass man sie nicht in definierten Begriffen nachvollziehen kann (beschreiben und analysieren schon), sondern allein im unmittelbaren Erleben. Dieses unmittelbare Erleben einer geistigen Realität im Körper ist einer der wichtigsten Aspekte bei der praktischen Ausübung der Makko-Ho.

Ist doch der Körper und unser Tun mit diesem die erste Realität, wo sich das, was wir in unserem Kopf, in unserem Geist „wissen“, am unmittelbarsten zeigt. Der Körper zeigt, was wir von unserem Wissen wirklich leben und umsetzen. Z.B. beurteilen viele Menschen sich selbst als friedlichste Wesen; der Körper zeigt uns diesen Zustand unweigerlich an: Ist unser Geist friedvoll, so ist unser Körper gelöst und entspannt. Gelingt es uns nicht, Anstrengung und Anspannung nach getaner Arbeit hinter uns zu lassen, so spiegelt der Körper dies sofort wider in aller Arten von Verspannungen: verspannte Schultern, Verspannungen im Rücken, im Becken, Nacken usw.

Natürlich können solche Verspannungen auch andere Ursachen haben. Dennoch zeigt unser Körper immer an, wie wir mit uns selbst (auch im Zusammenhang mit unserem sozialen Umfeld) umgehen.

Die Energie- und Meridianlehre der TCM betrachtet das Energiegleichgewicht sowohl innerhalb des Organismus als auch im Zusammenspiel mit den Einflüssen und Wechselwirkungen seines Umfeldes, angefangen von klimatischen Einflüssen über familiäre und soziale Konstellationen bis hin zu kosmischen Einflüssen.

Die feinsten Parameter, die dieses Wechselspiel innerhalb unseres Organismus widerspiegeln, sind der Atem und das Qi. Der Atem bringt das Qi in den Körper: Die Lebensenergie kommt in den Körper mit dem ersten Atemzug und verläßt ihn mit dem letzen. Das Qi wird im Körper gelenkt durch den Geist. Dies ist eine hohe Kunst, die sehr langer Schulung bedarf und die sich durch Achtsamkeit erst über Jahre hinweg entwickelt. Ebenso bedarf die Entwicklung des rechten Atems viel Behutsamkeit.

Ziel der Meridiandehnübungen ist es, mit Hilfe spezieller Atemtechniken Einfluss auf das vegetative Nervensystem zu nehmen, um durch tiefe, ruhige Atmung einen Zustand körperlicher und geistiger Entspannung hervorzurufen.

Die äußere Form und Bewegung einer Übung nachzuahmen, ist relativ schnell zu erlernen. Es braucht jedoch Jahre der Übung, um eine Disziplin vollendet zu beherrschen, also die harmonische Übereinstimmung von Atem und Bewegung beim Ausüben der Makko-Ho zu erreichen.

Häufigster Fehler bei der Anwendung spezieller Atemtechniken ist es zu glauben, man müsse den Atem bewußt kontrollieren. Gewollte Kontrolle des Atems führt aber unweigerlich zu erzwungenem, unnatürlichem Atmen. Nicht selten mit unerwünschten oder gar unkontrollierbaren und damit mitunter auch gefährlichen Auswirkungen auf das Herz, den Kreislauf und bei falscher Anwendung in nicht unerheblichem Maße auch auf den Geist, auf unsere Psyche.

Da der Atem sehr leicht zu beeinflussen ist – vor allem durch den Geist – und daher sehr leicht dazu neigt, forciert und unnatürlich zu werden, nutzen diese Imaginationsübungen einen Ansatz, in dem der Übende ein Bild visualisiert, das den Körper bewusst durch die Übung führt, statt zu versuchen, Atem und Bewegung getrennt zu koordinieren. Dadurch kommt der Geist in einen ruhigen, konzentrierten Zustand.

Der Blick – ein wesentlicher Ausdruck dessen, was in Herz und Geist ist – wird ruhig und entspannt. Prof. Jiao Guorui, der Begründer des Lehrsystems Qigong Yangsheng, nennt den unbeweglichen, starren Blick sogar ein großes Hemmnis zur Erlangung eines guten Übungszustandes. Eine der Auswirkungen eines starren Blickes, die Hartnäckigkeit, zeige deutlich sehr konkreten Zusammenhang zwischen Verspannungen in unterschiedlichen Schichten und Ebenen, hier des Geistes bzw. der Augen und der Muskeln.[3] Ist also der Blick entspannt, so entspannen sich auch die Muskeln. Ist die Muskulatur entspannt, so entspannt sich auch der Blick.

Zum Wesen der Meridian-Dehnübungen lässt sich also zusammenfassen, dass sie Atem, Bewegung und Geist in der körperlichen Übung in ein harmonisches Zusammenspiel führen.

Das System der Meridian-Dehnübungen entspringt dem japanischen „Do-In" und bezeichnet ein Öffnen von Kanälen und einen optimierten Energiefluss entlang bestimmter Bahnen. Mit „Bewegung der Essenz"

---

[3] Aus: Zeitschrift für Qigong Yangsheng, Ausgabe 1999, S. 10.

und „Transformation des Qi“ charakterisierte schon Konfuzius ähnliche Übungen im alten China.

Die bekannteste Übungsreihe sind die **Grundübungen Makko-Ho** zu den sechs Meridianpaaren sowie den beiden Zentralgefäßen Dumai und Renmai, dem Lenker- und Dienergefäß. Diese sechs Meridian-Übungen führt man hauptsächlich am Boden aus. Die gesamte Übungssequenz dauert ca. 10 Minuten. Danach fühlt man sich von Kopf bis Fuß entspannt und vitalisiert.

Wesentlich ist das Lockern entlang von Spannungslinien und die Verbindung mit der Atmung: Mit dem Einatmen streckt man den ganzen Körper, so dass er sich dehnt und gerade wird, mit dem Ausatmen lockert man die Spannungslinien entlang des Körpers, gibt die gesamte Anspannung mit dem Ausatmen sanft frei und entspannt sich in die Dehnübung hinein. So fällt das Dehnen viel leichter und man wird beweglicher.

Die sechs Makko-Ho sind sehr wirksam. Übt man sie über ein paar Wochen hinweg zwei bis dreimal pro Woche, so fühlt man von Woche zu Woche, wie der Körper geschmeidiger wird und wie man tagsüber länger locker und entspannt ist.

Wenn man die Übung für jedes der sechs Meridianpaare ausführt, wird man sehr rasch herausfinden, welche Übungen für einen leichter sind und welche im Vergleich schwieriger sind. Manche Übungen sind deshalb schwerer, weil eine Blockierung des Qi in den betroffenen Meridianen vorliegt. Der Körper „besteht“ auf diesen Stellen, weil er sich hier nicht im Gleichgewicht befindet.

Des Weiteren gibt es **Ergänzungsübungen**, die Bewegungsabläufe mit einem geistigen Bild verbinden, z.B. nimmt man für die Lungen das Bild vom Ausbreiten der Flügel mit in die Bewegungsübung hinein. Die Ergänzungsübungen dienen als hervorragende Vorbereitung für die Grundübungen. Fügt man diese zwischen den sechs Grundübungen ein, so führt das zu spürbaren Ergebnissen bei deren Ausführung. Die Ergänzungsübungen sind besonders dann von Nutzen, wenn man der Ausführung der Grundübungen Probleme hat oder dort nur geringe Fortschritte macht.

Ferner gibt es **Typenübungen** zu den Meridianen, entsprechend den sechs Hauptfunktionen des Lebens oder der Lebenstendenzen, wie sie sich u.a. in der Meridianenergie ausdrückt. So gibt es je nach Persönlichkeitstyp mit Sicht auf Veranlagung und körperliche, emotionale und intellektuelle Ausrichtung drei Haupttypen, die sich auch in der Vorliebe für unterschiedliche körperliche Übungen ausdrücken. So sollte man vor allem die Übungen machen, die einem leichter fallen und die mehr Spaß machen. Oft sind es gerade die leichten Übungen, die besonders geeignet und wohltuend sind.

Die Typenübungen arbeiten daran, Fülle und Leere im Organismus zu verändern und dadurch das Energiegleichgewicht im Menschen wiederherzustellen. Eine Blockierung des Qi oder, psychologisch gesehen, eine Fixierung kann durch Umlenken des Qi in eine neue Richtung gelöst werden. Wird das Qi aus seiner Blockade gelöst, kann auch die Einstellung des Menschen eine neue Richtung finden.

Die **Übungen am Arbeitsplatz** verstärken die Zirkulation des Qi.

Die **Übungen zur Verbesserung des Aussehens** gehen wiederum vom Typus der Person aus, der sich nach dem Verständnis des Energiesystems in der größten Meridianunausgewogenheit ausdrückt. Die mit den Meridianen verknüpften Typen repräsentieren die wesentlichen Tendenzen eines jeden Individuums, sowohl in Bezug auf Familie und Arbeitsumfeld als auch auf persönliche Gewohnheiten und Verhaltensweisen. Wer also die Übungen zur Verbesserung der äußeren Erscheinung nutzen möchte, wird vom Typus seiner Person, der Meridian-Unausgewogenheit ausgehen müssen, aus dem sich die individuellen Unterschiede erklären. So stellt Masunaga z.B. sechs Grundtypen von Personen mit Übergewicht auf, die typische körperliche und/oder psychische Tendenzen kennzeichnen. Typen, die zu eingeschränkter Atmung neigen, Typen, die sich zu viele Gedanken über Kleinigkeiten machen, die zu viel Geduld und Zurückhaltung haben oder die zu emotionaler Instabilität und inneren Spannungen neigen als Beispiel. In den **Übungen im Liegen** versucht man vor allem, den tiefergehenden Vorgängen Beachtung zu schenken, was z.B. bei den meisten Schlankheitskuren nur oberflächlich gestreift wird zugunsten einer vornehmlichen Ausrichtung auf reine Gewichtsabnahme. Aus der Kombination von „Fülle" und „Leere" mit den 12 Meridianen ergeben sich 120 mögliche Varianten von Unausgewogenheiten in den Meridianen. Die Übungen zur Verbesserung der äußeren Erscheinung und zum Abnehmen wie auch für die allgemeine Gesundheit sind am wirkungsvollsten, wenn man zuerst mittels der sechs Grundübungen herausfindet, in welchen Meridianen Unausgewogenheit liegt und wenn man dann die geeigneten Übungen regelmäßig übt.

Man sollte sich jedoch nicht nur auf die Übungen beschränken, die man besonders gerne mag, also auf die Typen-Übungen. Dies wäre zu einseitig und entspräche auch nicht dem System der Meridian- und Energielehre. Will man zu guten Ergebnissen kommen, so empfiehlt es sich, den vollständigen Ablauf einer Übungsreihe, z.B. die Übungen im Liegen oder die Typenübungen, zu absolvieren und lediglich die Anzahl der Wiederholungen zu variieren: Die Anzahl der Wiederholungen von Übungen, die weniger individuelle Bedeutung haben, kann man verringern, diejenigen der Übungen, die typischer für jemand sind, kann man während einer Übungsreihe häufiger wiederholen.

Ich möchte diese Ausführung zu den Meridian-Dehnübungen schließen mit den Worten von Keiko Masunaga: „Die Ausführung solch einer ganzen Sequenz einer Übung ermöglicht uns, die Ganzheit des Lebens zu erfahren. Wir leben immer als Ganzheit. Ganzheit des Lebens ist unser wichtigstes Ziel.“[4]

4 Shizuto Masunaga: Meridian-Dehnübungen, S. 207.

Prof. Bai Rong

Workshop: *Taiji Bailong Ball*

Taiji Bailong Ball ist eine in der Gegenwart entwickelte Ballsportart mit Taiji-Charakter. Als ein Grundbegriff aus der Yin und Yang-Lehre, der ursprünglich zur Darstellung von Bewegungen der Himmelskörper benutzt wurde, beschreibt das Wort „Taiji“ die Wendegrenze zwischen Ruhe und Bewegung („Wuji“ und „Taiji“) und zwischen Materie und Energie. Der Begriff charakterisiert aber auch den harmonischen Zustand zwischen den beiden untrennbaren Kräften Yin und Yang.

Die Yin und Yang-Lehre – die Lehre der traditionellen chinesischen Philosophie – beschreibt das Zusammenwirken von Yin- und Yang-Kräften; dieses Zusammenwirken wird als der Ursprung alles Seienden betrachtet. Sämtliche Dinge, ob sie geistiger oder materieller Natur sind, werden nach der Yin und Yang-Lehre durch das Zusammenwirken von Yin- und Yang-Qi erzeugt. Danach entwickeln und verändern sie sich nach dem Yin- und-Yang-Prinzip weiter.

Nachdem wir nun den Ursprung des Wortes „Taiji“ erläutert haben, wollen wir noch die Begriffe „Bai“ und „Long“ erklären. „Bai“ ist das chinesische Wort für „weiß“ – so lautet auch der Familienname des Erfinders dieses Ballspiels: Prof. Bai Rong. „Long“ bedeutet „der Drache“.

Bailong heißt also: „Weißer Drache“. Nach chinesischen Legenden hat der Drache eine sehr fließende Art sich fortzubewegen. Und so illustriert der Name Bailong die eleganten elastischen, spiral- und bogenförmigen Bewegungen, die dem Spiel eigen sind. Vergleicht man die Aussprache des Namens des Erfinders und der Sportart, so stellt man fest, dass sie ähnlich klingen (im Chinesischen gibt es den Laut „R“ nicht, „Rong“ wird wird etwa wie „long“ ausgesprochen). Aber Bai Rong bedeutet nicht „weißer Drache“, sondern „weißer Ficus bengalensis-Baum“.

Beim *Taiji Bailong Ball* benutzt man einen besonderen, mit einer Gummifläche bespannten Schläger/Fänger und einen teils mit Sandkörnern gefüllten Ball. Bei den meisten Ballsportarten schlägt man den Ball durch verschiedene Handtechniken kräftig linear hinaus, sodass der Ball punktuell getroffen wird. Beim *Taiji Bailong Ball* ist es grundsätzlich anders. Hier führt man mit dem Schläger die elementaren Taiji-Bewegungen aus und bewegt dabei den Ball kreisend um sich. Die Ball-Bewegung wird

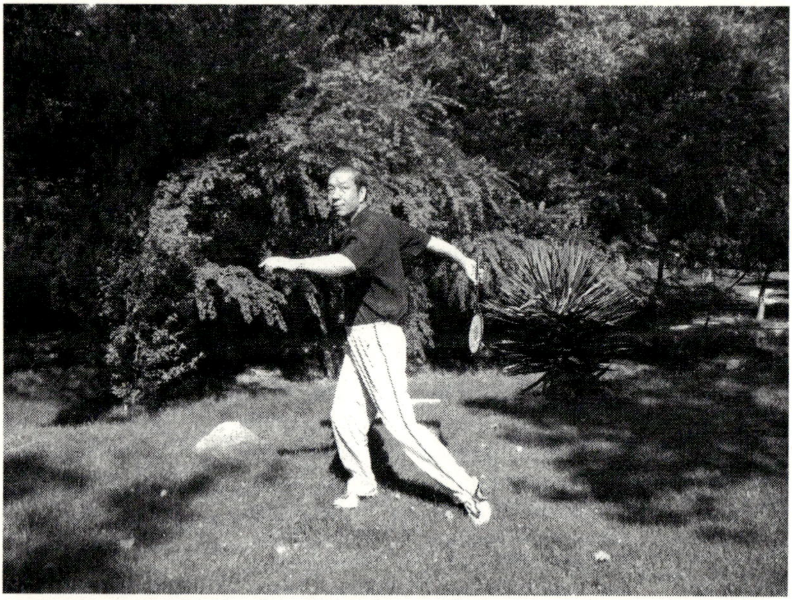

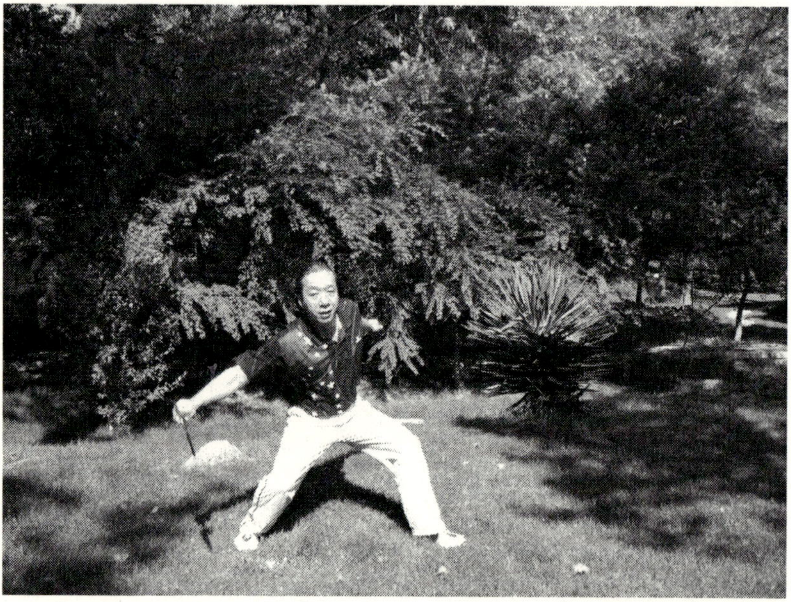

Prof. Bai Rong bei einer Demonstration des von ihm entwickelten Spiels

durch geschickte ganzheitliche Körperbewegungen, die Taiji-Kraft und verschiedene elastische Handführungstechniken aufrecht erhalten. Das Einzigartige an dieser Spielart ist, dass der Schläger den Ball die ganze Zeit begleitet. Es sieht aus, als ob der Schläger den Ball anziehen und anlocken würde. Ist der Ball im Schläger, bilden der Schläger und der Ball eine Einheit. Möchte man den Ball in eine beliebige Richtung fortbewegen, so bedarf es einer Kraft aus dem ganzen Körper heraus.

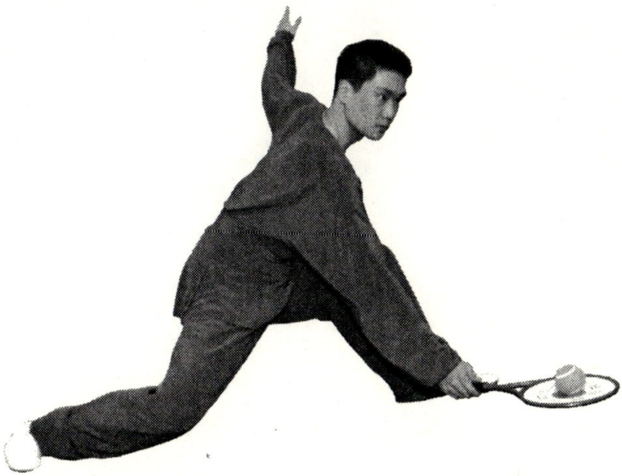

Der philosophische Hintergrund der Spielweise ist die Lehre, dass man sich in Geduld und Nachsicht üben, sich nach den Umständen richten, sowie sich natürlich und harmonisch entfalten sollte. Jede Bewegung sollte den Grundsätzen des Runden und Bogenförmigen folgen.

Spielt man *Taiji Bailong Ball* als Einzelspieler, kann das Spiel wie eine besondere Art von Gymnastik mit Musik ausgeübt werden. Die fließenden Bewegungen, die für *Taiji Bailong Ball* typisch sind, können auch als eine Tanzform oder eine Übungsabfolge (wie die Formen des Taijiquan) choreographiert werden. *Taiji Bailong Ball* läßt sich auch mit einem oder mehreren Partnern gegeneinander und miteinander spielen. In China werden regelmäßig *Taiji Bailong Ball*-Turniere mit festgelegten Spielregeln veranstaltet.

Der Begriff „Sport“ wird im Chinesischen durch die zwei Worte „Ti“ und „Yu“ beschrieben; das bedeutet dem Wortsinn nach: Erziehung des Körpers. Bereits in der traditionellen chinesischen Lebensphilosophie

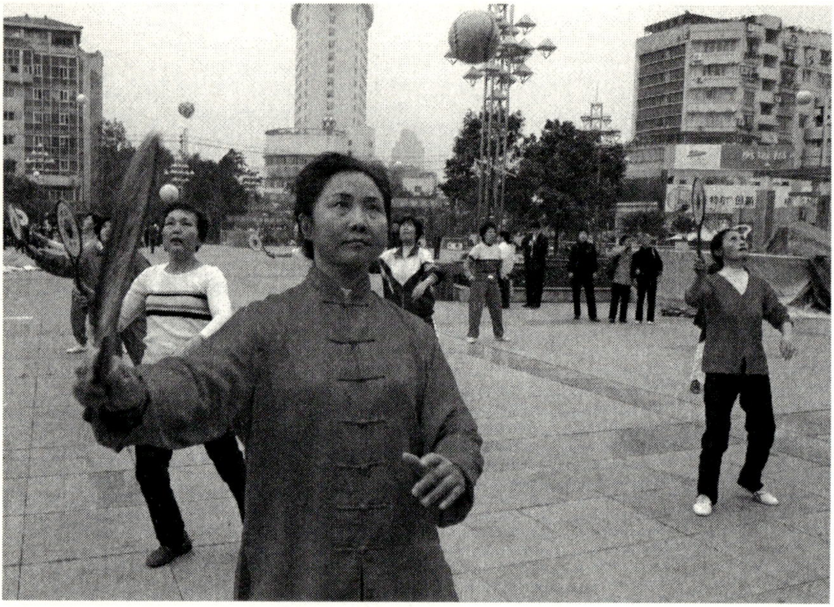

wurde ein großer Wert auf die Wechselwirkungen zwischen Geist und Körper gelegt. Da *Bailong Ball* die Prinzipien der traditionellen chinesischen Philosophie und der westlichen Sportphilosophie vereinigt, kann man sagen, dass es sich dabei um eine „philosophische" Sportart handelt. Diese Sportart verkörpert in jeder Hinsicht das „dialektische"[1] Denken der chinesischen Philosophie: Möchte man den Ball fortbewegen, so geschieht dies nicht wie beim Tischtennis, wo man dem Ball direkt entgegenschlägt, sondern es geschieht durch Ziehen, Führen, Leiten und Umdirigieren.

Die äußerliche Form des *Taiji Bailong Balls* ist vergleichbar mit den westlichen Ballsportarten wie Tennis, Badminton oder Tischtennis, aber die Idee, die hinter der Sportart steckt, beruht, wie gesagt, im Wesentlichen auf den Prinzipien und Bewegungen des Taiji. *Taiji Bailong Ball* kann deshalb als eine Art Verschmelzung oder Kombination der westlichen modernen Spielart mit östlicher (Bewegungs-)Philosophie angesehen werden. Diese Verschmelzung macht bereits der Name der Sportart

1 In Gegensätzen denkend; Dialektik = philosophische Methode, die in These und Antithese Widersprüche aufzudecken und in der Synthese die Wahrheit zu erkennen sucht.

deutlich: Nach der Fünf-Elementen-Lehre wird dem Westen die Farbe Weiß („Bai“) zugeordnet, der (Wasser-)Drache („Long“) ist wiederum ein Symbol für die chinesische Nation.

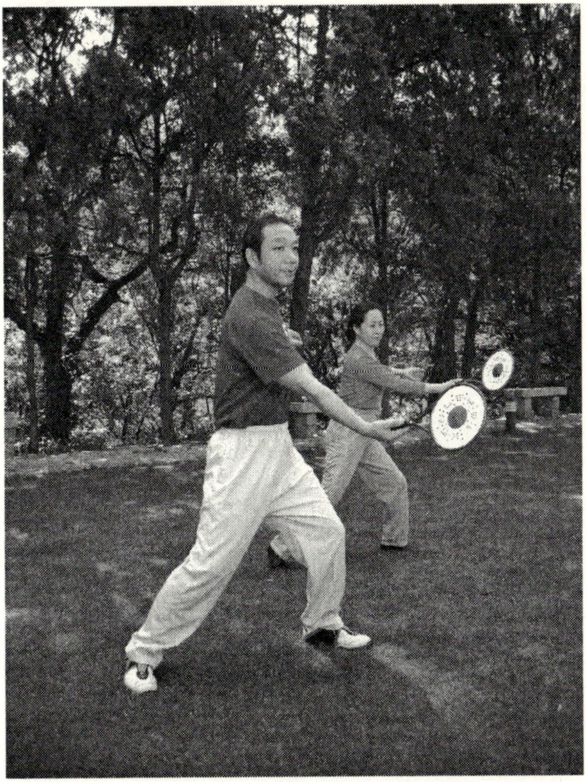

Durch die über zehnjährige (Weiter-)Entwicklung und Verbreitung, vor allem in China, ist *Taiji Bailong Ball* zu einer kompletten und systematischen Sportart herangewachsen. Wegen ihrer einzigartigen Anziehungskraft und kulturellen Aussagekraft, wird nunmehr der Versuch unternommen, diese Sportart auch außerhalb Chinas zu popularisieren.

Die chinesische Erziehungs-, sowie Sportkommission hat nach eingehenden Untersuchungen und Prüfungen die Sportart *Taiji Bailong Ball* mit dem Prädikat „sehr wertvoll“ bewertet.

1994 wurde *Taiji Bailong Ball* (in China: *Taiji Rouliqiu*) durch weitere Arbeitsgruppen des chinesischen Erziehungsministeriums und die Hochschulsport-Leitungs-Kommission begutachtet und als „besonders empfehlenswert bei der Begleitung von Schülern/Studenten in Bezug auf deren physische und psychische Entwicklung" anerkannt. Es wurde empfohlen, „die Sportart als eine unterrichtsbegleitende Freizeitsportart einzuführen", und in Schulen/Ausbildungsstätten mit bestimmten Voraussetzungen und Möglichkeiten „die Sportart in den Lehrinhalt der Sportunterrichtsstunden zu integrieren, um im nächsten Schritt diese Sportart schul- und länderübergreifend als Turnierdisziplin einführen zu können".

Das Institut der wissenschaftlichen Forschung des chinesischen Sportministeriums äußerte sich zu der Sportart etwa wie folgt: *Taiji Bailong Ball* offenbare durch seine Bewegungsart das Taiji-Prinzip und würde die chinesischen traditionellen und kulturellen Werte in der modernen Gesellschaft wieder lebendig machen.

Um das Ziel der Popularisierung zu erreichen, hat der Chinesische Sportverband in Zusammenarbeit mit dem staatlichen Fernsehen CCTV ein Lehrbuch und eine Lehrvideoreihe mit dem Namen „Lehren und Lernen von Taiji Rouliqiu" herausgegeben.

Durch die mehrjährige Arbeit zahlreicher Experten aus verschiedenen Disziplinen wurden verschiedene *Bailong Ball*-Freizeit-Spielarten und offizielle Wettkampfregeln erarbeitet und aufgestellt, wie es den Veröffentlichungen „Wettkampfregeln", „Taiji Rouliqiu Lehrmaterial" und den Lehrvideos zu entnehmen ist.

Ein Vorteil des *Bailong Balls* ist, dass durch die bogen- und kreisförmigen schleudernden, schwingenden und schwenkenden Bewegungen der Schläger/Fänger nur geringen Kräften ausgesetzt wird. Auch der Ball bekommt keine direkten Stöße. Das beeinflusst auf positive Weise die Lebensdauer des Spiel-Equipments. Ein weiterer materieller Vorteil ist, dass nur geringe Anschaffungskosten für das Equipment anfallen.

Schließlich gibt es noch andere Faktoren, die für das Spiel sprechen: Das Spiel ist nicht so wetterabhängig, wie es beim Badminton oder Tischtennis der Fall ist. Man benötigt auch nicht viel Platz, um *Bailong Ball* zu spielen. *Taiji Bailong Ball* kann alleine, zu zweit oder in einer größeren Gruppe überall gespielt werden. Dadurch, dass der Ball nicht direkt geschlagen, sondern erst einmal geführt wird, fördert das Spiel vielseitige Denkweise und vermittelt dem Spieler auf eine sehr subtile Art

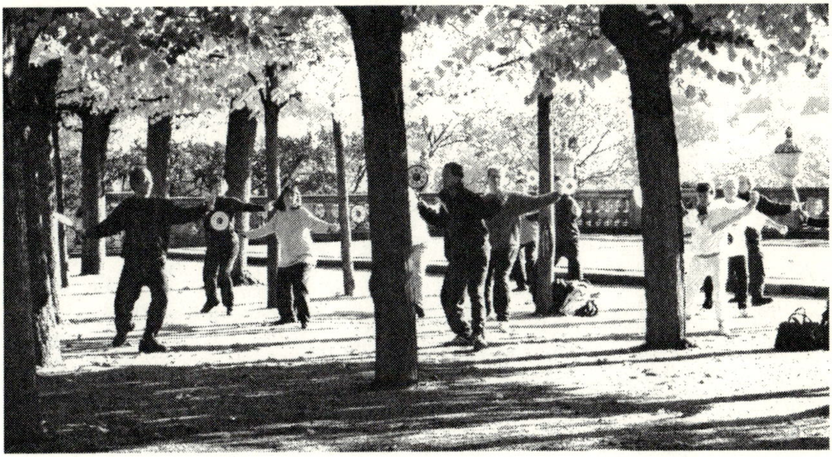

Übende im Weilburger Schlosspark während des Gesundheitsforums

das Prinzip der Sanftheit.[2] So beeinflusst *Bailong Ball* den Spieler auch mental, zum Beispiel lernt der Spieler, dass er Probleme auch anders als durch eine Konfrontation lösen kann.

Taiji Bailong Ball ist eine athletische, elegante, gesundheitsfördernde, therapeutische und abwechslungsreiche Ballsportart, die Vergnügen für jede Altersgruppe mit sich bringt. Es ist eine Sportart, die zur Gesundheitsvorsorge und Prävention beiträgt, denn sie ist besonders dazu geeignet, die körperliche und geistige Belastung zu minimieren, den Stress abzubauen, das Nervensystem zu stärken und eine optimale Zusammenarbeit zwischen Nerven- und Muskelsystem herzustellen.

Zur Person des Erfinders

Prof. Bai Rong, Jahrgang 1964, ist in der Provinz Shanxi in der Volksrepublik China geboren. Seine Eltern waren Dozenten an der Shanxi Universität für Agrarwirtschaft. Aus ihrer Leidenschaft zur Natur haben sie ihrem Sohn den Namen Bai Rong (übersetzt: „Weißer Ficus bengalensis-

2 Prinzip der Sanftheit bedeutet, dass man Hartem/Starrem am besten mit Sanftheit und Weichheit entgegentreten kann.

Baum") gegeben in der Hoffnung, dass auch er eines Tages die Größe und Stärke eines Ficus annehmen würde.

Prof. Bai Rong war seit seiner Kindheit ein begeisterter Sportler. 1980 immatrikulierte er an der Shanxi Universität und wurde von der Fakultät für Sportwissenschaften aufgenommen. Nach seinem Studium arbeitete er bei der Shanxi Ärzte- und Krankenschwesternschule als Box-Trainer. Boxen hat immer mit Schlägen zu tun, und als Trainer von Einstiegsklassen musste er stets überlegen, wie er seine Schüler am besten vor den harten Stößen schützen könne. Um Verletzungen zu vermeiden, hatte Trainer Bai Rong den Boxhandschuh mit einer aufgeblasenen Volleyballblase ausgepolstert. Das Ergebnis war eine Art Airbag. Doch diese Sicherheitsmaßnahme führte dazu, dass die Handschuhe zu groß und vor allem durch den Austausch dess Futters durch die Luftblase auch zu leicht geworden waren. Das Problem wurde gelöst, indem man die Luftblase mit Wasser füllte. Durch die Substitution konnte ein noch effektiveres Training abgehalten werden, da nun das Gewicht des Handschuhs dem Original-Boxhandschuh entsprach und dabei die dämpfende Wirkung behielt. Bei der Entwicklung des Sicherheits-Handschuhs kam Prof. Bai Rong zu der Erkenntnis, dass der Luft-Wasser-Airbag weder wegrollt noch aufspringt und sich gut zum Fangen und Werfen benutzen lässt. Am Anfang wurde der Luft-Wasser-Airbag aus Spaß mit Waschschüsseln gespielt, dann wurde die Waschschüssel durch einen Wok ersetzt, der wiederum durch einen aus Metall gefertigten Wok-ähnlichen Schläger mit einer festen Wölbung ersetzt wurde. Nach zahlreichen Spielversuchen wurde dann erkannt, dass man mit dem Wok-ähnlichen Schläger nicht in der Lage war, Rückhand zu spielen. Erst da wurde statt der festen und starren Wölbung eine weiche, elastische Fläche in den Schläger eingearbeitet, sodass man nun in der Lage war, sowohl Vorhand als auch Rückhand zu spielen. So war der erste Entwurf und Vorläufer des *Taiji Bailong Ball*-Schlägers geboren.

Prof. Bai Rong war der Ansicht, dass die Grundtheorien und praxisrelevanten Techniken der Sportart nur dann perfektioniert werden konnten, wenn mehrere Menschen sich fachkundig damit beschäftigten. Das war der Grund, weshalb er eine Arbeitsgruppe gründete, die sich ausschließlich mit der Entwicklung der neuen Sportart beschäftigen sollte. Diese Arbeitsgruppe legte dann offiziell den Namen der Sportart als „Taiji Rouliqiu" (Taiji Ball mit elastischer Kraft) fest. Zur besseren internationalen Akzeptanz wurde der Sportart später der neue Name „*Taiji Bailong Ball*“ verliehen.

Ein Traum von Prof. Bai Rong ist, dass *Bailong Ball* eines Tages überall auf der Welt gespielt wird.

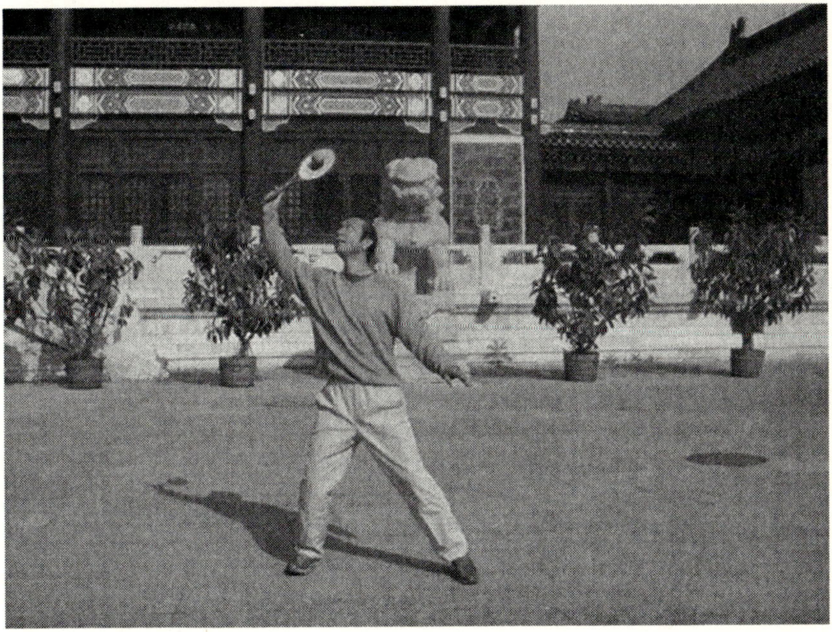

Die Beiträgerinnen und Beiträger

Rong Bai, Prof., Spezialist für traditionelle chinesische Sportarten, arbeitet im Verband für Gesundheitswissenschaften der Provinz ShanDong in dem Projekt „Bewegung als Medizin". Er entwickelte die neue Sportart TaiJi-Ball, die mit elastischen, kreisenden und spiralförmigen Bewegungen den ganzen Körper fördert.

Christel Bugert, Dr. med., Studium der Humanmedizin, Tätigkeiten in der Pharmaindustrie, in Arztpraxen und Kliniken; Studium der TCM, Akupunktur und Phytotherapie.

Lena Du Hong war mehr als 18 Jahre als QiGong-Therapeutin in China tätig; sie lebt seit mehreren Jahren in Deutschland und leitet und organisiert die QiGong-Fachausbildung im Internationalen LaoShan-Zentrum.

Harald Hasenöhrl, Kinesiologe in eigener Praxis; Mitbegründer von „in balance", Zentrum für Kinesiologie – TaiJi – QiGong in Hainfeld/Rheinland-Pfalz.

Ramona Heister, Studium der Wirtschafts- und Gesundheitswissenschaften, Aus- und Weiterbildung in asiatischen Bewegungskünsten TaiJi Quan (Tai chi Forum Deutschland) und QiGong (Int. Laoshan-Zentrum); seit 1998 Kurse und Workshops sowie Projekte im Rhein-Main-Raum, Schwerpunkte: Gesundheit aktiv gestalten und betriebliche Gesundheitsförderung.

Elke Kistner, Dr. med., Studium der Humanmedizin, anschließend Ausbildung für Innere Medizin in der Schweiz. Seit 1992 Fortbildung in Akupunktur. Seit 1997 Fachärztin für Allgemeinmedizin und Naturheilverfahren, in eigener Praxis niedergelassen. Seit 2002 ärztliche Leitung von „medikolleg" (deutschlandweit akkreditiert für Akupunkturausbildung in A- und B-Diplom). 2004 Abschluss der QiGong-Lehrerausbildung bei Prof. Sui QingBo. Durchführung von QiGong-Workshops für Patienten und Integration von QiGong-Übungen in die Lehrtätigkeit.

Julia Kleinhenz, Dr. med., Studium der Humanmedizin, Ausbildung in TCM und Akupunktur in China, Leiterin der Akupunkturausbildung der

Arbeitsgemeinschaft Chinesische Akupunktur (D). Autorin des Buchs „Chinesische Diätetik. Medizin aus dem Kochtopf" (VWB-Verlag 2003).

Hans Lampe, Dr. med., Studium der Humanmedizin, Facharzt für Innere Medizin in der Klinik für Hämatologie und Onkologie am Klinikum Minden. Theoretische und praktische Fortbildungen innerhalb der Internationalen Gesellschaft für chinesische Medizin. Kooperation mit dem LaoShan-Zentrum, der Shandong Academy of Medical Science/Jinan (China) und dem Hiserv Hospital/QingDao (China).

Jin Liu, Prof. (chin.), Studium der TCM in Wuhan/China; langjährige klinische Erfahrung in Akupunktur und Moxibustion; Forschungen zu TCM, Akupunktur und QiGong an der Medizinischen Universitätsklinik Tongji in Wuhan. Seit 1998 Ärztin im Institut für TCM am Evangelischen Bathildiskrankenhaus in Bad Pyrmont und Fachleiterin für Akupunkturausbildung am Chinesischen Zentrum Hannover e.V.

Manfred Nelting, Dr. med., Studium der Humanmedizin, Facharzt für psychotherapeutische Medizin und Facharzt für Allgemeinmedizin und Homöopathie. Nach sieben Jahren als niedergelassener Arzt war er 1992 Mitgründer der Tinnitus-Klinik Bad Arolsen. Therapeutischer Einsatz von QiGong und Psychotherapie als integratives Behandlungsverfahren. Jetzt Ärztlicher Direktor der Gezeiten Haus-Klinik in Bad Godesberg.

Qingbo Sui leitet das Laoshan Zentrum und ist Ehrenprofessor für TCM an der Shandong Akademie of Medical Sciences sowie für Traditionelle Chinesische Bewegungskünste (TCB) am Shandong Wushu College. Als Vize-Präsident der Shandong Provincial Association for Health Promotion und der Shandong Wushu Association ist er dafür verantwortlich, dass die Traditionelle Chinesische Medizin (TCM), Bewegungskünste sowie Lebenspflege außerhalb von China Anerkennung finden. Er leitet die Projekte „Schulung, Behandlungskonzepte und Aufbau der TCM in westlichen Kliniken" und entwickelt neue Modelle für westliche ärztliche Praxen mit der aktiven Behandlungsmethode QiGong.

Arthur G. Sutsch, Lord of Grimthorpe, Studium der Astrophysik und Philosophie; Bau und Leitung der Sternwarte Alterswil (Schweiz). Arbeitschwerpunkte: Speicherung von digitalen Daten in komprimierter Form, Informationsgewinnung, Wissensmanagement, Informationstheorie, künstliche Intelligenz, Bildverarbeitung in Medizin und Astronomie, Energiekonzepte.

Marianne Wegener, Dipl.-Betriebswirtin (FH), Ausbildung in körperorientierter Psychotherapie („Gestalt-Therapie" nach Leland Johnson, ZIST Penzberg), praktiziert QiGong und TaiJi seit 1987. Ausbildung in T'ai Ji Do, Schule für T'ai Ji und QiGong in Bern, Shiatsu-Ausbildung am Europäischen Shiatsu Institut München seit 1997, unterrichtet seit 1991 TaiJi und QiGong in Zusammenarbeit mit Artzpraxen, Kliniken, Volkshochschulen und privat.

Kontaktadressen

Lebenspflege in Bewegung Lena Du Hong / Sui Qingbo
Laoshan Zentrum Verein für Traditionelle Chinesische Medizin und Lebenspflege
Fachausbildungen TCM (QiGong, TuiNa, TaiJi), Studienreisen
Diekbarg 20a
D-22397 Hamburg
Tel.: 040/27167932
Fax: 040/27167933
www.lebenspflege.de

TaiJi Ball Prof. Bai Rong
Verein Taiji Bailong Ball Association e.V. Europavertretung
Diekbarg 20a
D-22397 Hamburg
Tel.: 040/27167935
Fax: 040/27167933
Email: info@taijiball.com
www.taijiball.de

Meridian Dehnübungen, *Marianne Wegener*
Kurse, Seminare und Behandlungen
Krinning 2a
D-83253 Rimsting
Tel.: 08051/966038
Fax: 08051/966037
Email: mw@taiji-qigong-shiatsu.de
www.taiji-qigong-shiatsu.de

QiGong in der Psychosomatik, Elke und Manfred Nelting
Gezeiten Haus Klinik – Neue Wege zur Gesundheit
Fachkrankenhaus für Psychosomatische Medizin
und Traditionelle Chinesische Medizin (TCM)
Gezeiten Haus Klinikum AG
Venner Straße 55
D-53177 Bonn
Tel.: 0228/7488101 (Frau Löffler)
Fax: 0228/7488109
Email: info@gezeitenhaus.de
www.gezeitenhaus.de

TCM bei Depressionen und Schlafstörungen, Frau Jin Liu
Bathildiskrankenhaus Bad Pyrmont GmbH
Institut für Traditionelle Chinesische Medizin
Maulbeerallee 4
D-31812 Bad Pyrmont
Tel.: 05281/99-1661
Fax: 05281/99-1662
Email: tcm@bathildis.de
www.bathildis.de

TCM in der Tumorbehandlung, Dr. Hans Lampe
Klinikum Minden II
Hämatologie & Onkologie
Portastraße 7-9
D-32423 Minden
Tel.: 0571/801-4812
Fax: 0571/801-4850
Email: hans.lampe@klinikum-minden.de
www.zkim.de